Come y desinflámate

MARC VERGÉS

Come y desinflámate

Consejos y recetas para desinflamar
el cuerpo y la mente

Grijalbo

Papel certificado por el Forest Stewardship Council®

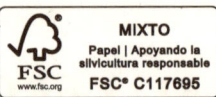

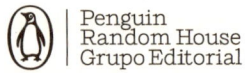

Primera edición: septiembre de 2024

© 2024, Marc Vergés
© 2024, Penguin Random House Grupo Editorial, S. A. U.
Travessera de Gràcia, 47-49. 08021 Barcelona

Penguin Random House Grupo Editorial apoya la protección de la propiedad intelectual. La propiedad intelectual estimula la creatividad, defiende la diversidad en el ámbito de las ideas y el conocimiento, promueve la libre expresión y favorece una cultura viva. Gracias por comprar una edición autorizada de este libro y por respetar las leyes de propiedad intelectual al no reproducir ni distribuir ninguna parte de esta obra por ningún medio sin permiso. Al hacerlo está respaldando a los autores y permitiendo que PRHGE continúe publicando libros para todos los lectores. De conformidad con lo dispuesto en el artículo 67.3 del Real Decreto Ley 24/2021, de 2 de noviembre, PRHGE se reserva expresamente los derechos de reproducción y de uso de esta obra y de todos sus elementos mediante medios de lectura mecánica y otros medios adecuados a tal fin. Diríjase a CEDRO (Centro Español de Derechos Reprográficos, http://www.cedro.org) si necesita reproducir algún fragmento de esta obra.

Printed in Spain – Impreso en España

ISBN: 978-84-253-6766-3
Depósito legal: B-11.306-2024

Compuesto en Promograff - Promo 2016 Distribucions, S. L.

Impreso en Black Print CPI Ibérica, S. L.
Sant Andreu de la Barca (Barcelona)

GR 6 7 6 6 3

Índice

Introducción 13

1. En qué consiste la inflamación 15
   El inflamasoma 16

2. Conceptos clave 25
   Gestión del estrés 25
   Ejercicio 30
   Ciclos circadianos 36
   Protege la microbiota o enterotipo 41
   Regula y activa el termostato interno 43
   Tóxicos en tu cocina 46
   Suplementos de ayuda 54
   El sol es imprescindible 67

3. Disbiosis intestinal 79
   SIBO 81
   ISO 85
   LIBO 88
   SIFO 89
   IMO 92
   Recetas antiinflamatorias bajas en FODMAP 93

    Dieta para la alergia a los salicilatos 99
    Problemas con la histamina 104

Recetario 115

    ¿Por qué el trigo es el peor? 117
    Los lácteos 120
    El azúcar 122
    Las solanáceas 124
    Carnes rojas, ¿qué hacemos? 127
    Las grasas 129

Recetas atemporales con carnes 131
    Hamburguesa de carne e hígado con cebollino 132
    Hamburguesa de pollo e hígado con orégano 133
    Hamburguesa de carne de pasto y brócoli
        con ajo 134
    Hamburguesa de pavo y col rizada con romero
        y tomillo 135
    Hamburguesa de pavo y sobrasada con cebolla,
        romero y tomillo 136
    Pollo casi tostado 137
    Pollo con brócoli al pesto de kale 138
    Pollo con falsa salsa de queso al romero 140
    Pechugas o contramuslo de pollo con brócoli
        al pesto 141
    Una de pularda que te crío a la salsa
        de madroño 142
    Gallina a la antigua 143
    Solomillo de pavo al queso, sin queso 144
    Solomillo de pavo al alioli 145
    Codornices con verdura inspiradas en Aragón 147

Pato al horno con boniato   148
Pato agridulce de madroños   149
Magret de pato a mi manera   150
Conejo de la tía Pili   151
Conejo a la canela   152
Conejo con amor de espárrago   153
El cordero de la suegra (la yaya Mari Cruz)   154

Recetas con pescado   154
Calamares a la plancha con salsa de cilantro   155
Carpaccio de bacalao   156
Bacalao con cardo   156
Bacalao con boniato pochado   157
Rollitos de col con salmón y langostinos   159
Salmón a baja temperatura   160
Pulpo con mayonesa de anchoas y alcaparras   161
Trucha al horno con panceta ibérica   162

Recetas de invierno   163
Caldo de shiitake   164
Caldo de huesos con un toque oriental   165
Crema de verduras de invierno   166
Salteado rápido de endivias, puerro y zanahoria
    con chorizo   167
Salteado rápido de col rizada   168
Acelgas rellenas de pollo   168
Ensalada de hinojo y fresas con queso feta   169
Guiso de verduras con chorizo ibérico y huevo   170

Recetas de primavera   171
Ensalada de verduras salteadas   171
Verduras salteadas con pesto de espirulina   172

Verduras con aliño de alcaparras 173
Ensalada de col lombarda y pollo 174
Borrajas y acelgas con crema de jamón ibérico 175
Borrajas con falsa bechamel 176
Tirabeques salteados con ajo y limón 177
Ensalada de tirabeques con vinagreta
    de limón a la menta 178
Ensalada de fresas y espinacas con vinagreta
    de rábano 179
Ensalada de rábano y aguacate 179
Barcas de pollo y rabanitos 180
Poke bowl 181

Recetas de verano 182
    Gazpacho sin serlo 183
    Sopa de melón 183
    Falso tzatziki 184
    Ensalada de colores 185
    Ensalada de hinojo y nectarina 186
    Ensalada de pepino y aceitunas de Kalamata 187
    Ensalada de brotes verdes y mango 188
    Ensalada con caldo de huesos 188

Recetas de otoño 189
    Crema de shiitake 190
    Sopa de jengibre y zanahoria 191
    Crema tibia de zanahoria 192
    Ensalada de brócoli 193
    Ensalada de kale y granada 193
    Hummus de remolacha 194
    Pastel de brócoli y huevo 195
    Hoja de col rizada rellena 196

Recetas e ideas para los desayunos   197
    Crema de manzana y calabaza con canela   197
    Té de cúrcuma, canela y miel   198
    Crepe de plátano y huevo con canela   199
    Crepe salada de plátano macho   200
    Salteado de fruta   201
    Compota de frutos del bosque   202
    Tortilla dulce   202
    Batido energético   203
    Batido tropical antiinflamatorio   204
    Flan de coco y fresa   205
    Topping de nata de coco   205
    Helados caseros de fruta   206
    Bebida *slow-aging*   207

Recetas bajas en FODMAP   207
    Ensalada de pepino, apio y papaya con aliño
       de canela   207
    Ensalada de pepino y rabanitos con aliño
       de albahaca   208
    Carpaccio de calabacín sobre base de rúcula   209
    Judías verdes con huevo y aliño de anchoas   209
    Tortilla de calabacín y espinacas frescas   210
    Pizza de boniato y trigo sarraceno   211
    Salmón al curri con leche de alpiste   212

Ejemplos de menús   215

Agradecimientos   231
Bibliografía   233

Introducción

La intención de este libro es enseñarte a tratar la inflamación desde la cocina. Aporta un contenido muy práctico en el que las recetas sencillas y sabrosas son las protagonistas, pero antes explica los conceptos teóricos que las fundamentan.

En estas páginas encontrarás 85 recetas que te ayudarán a desinflamarte y a vivir más disfrutando de calidad de vida. Algunas de ellas surgen de la creatividad constante con mi familia, otras son producto de la inspiración que encontré en los libros de mi abuela y mi tía, y otras provienen de la colaboración con Elisenda Casanovas, una ingeniera química apasionada de la salud y la gastronomía saludable con la que comparto proyectos y su lema «Vamos a comer con sentido, poniendo todos los sentidos». Mi deseo es que este libro contribuya al placer de comer y cuidarse.

Todos los conceptos teóricos que abordo aquí están actualizados y fundamentados en estudios y revisiones que ayudan a entender por qué se utilizan unos alimentos y no otros, o por qué es mejor cocinar de una manera u otra. Todos ellos tienen en cuenta las evidencias que los consolidan, pero también la información de la etnofarmacología internacional recogida en medicinas con mucha efectividad en el campo de la salud, como son la medicina tibetana, la china y la ayurveda.

También he añadido menús antiinflamatorios ampliados con recetas que se pueden realizar en situaciones digestivas alteradas, como la disbiosis, que requieran una dieta baja en alimentos fermentables o FODMAP, necesarias en alteraciones de la microbiota como sobrecrecimiento bacteriano (SIBO, LIBO, IMO, ISO e IFO o candidiasis). De esta forma se completa y mejora el tratamiento antiinflamatorio en el intestino, ya que una dieta antiinflamatoria *per se*, tal y como se plantea en estas páginas, es muy efectiva para mejorar la inflamación visceral o sistémica, pero puede no ser tan efectiva para resolver estas situaciones especiales.

Después de tantos años viendo y tratando en consulta todo tipo de inflamaciones y a todo tipo de personas, soy consciente de lo importante que es dar soluciones y una guía práctica y efectiva para contrarrestar la vida inflamatoria y enfermiza que nos rodea. Comer, ese acto que repetimos dos o tres veces al día durante toda nuestra vida, puede ser un lastre, un peso que nos hunde y aleja de nuestro estado saludable y de nuestra mejor versión. Por esta razón conviene tener bien claros los conceptos que devolverán a nuestro organismo el poder de recuperar, arreglar y superar todas las agresiones a las que nos vemos sometidos en la vida occidental y moderna.

1

En qué consiste la inflamación

La inflamación es una respuesta natural de nuestro organismo y habitual en los mamíferos y otras especies animales. Aparece cuando se produce un golpe y se rompen los tejidos de la zona golpeada, o por una infección de un virus o una bacteria que nos invade. Suele ir acompañada de dolor, que es una señal inequívoca de reparación. Esto significa que se han activado los procesos bioquímicos con los que cuenta nuestro organismo para poner en marcha los «protocolos» de reparación o curación. El primero de estos mecanismos es una dilatación de las autopistas que llevan a la lesión o a la zona afectada, que son las arterias. Las arterias dilatadas aportarán más flujo de sangre y más células curativas; el aumento de la cantidad de sangre que llega al lugar dañado acelerará el proceso de curación, que es de lo que se trata. Nuestra supervivencia puede depender de nuestra capacidad para reparar un tejido dañado. No obstante, contamos con un eficiente sistema de reparación gracias a las resolvinas.

Las resolvinas son mediadores que promueven el proceso de reparación de cualquier inflamación. Derivan de ácidos grasos: el ácido eicosapentaenoico (EPA) y el ácido docosahexaenoico (DHA), que devuelven la homeostasis deseada.

Esta palabra deriva del griego y significa «mantenimiento del equilibrio».

Más adelante hablaremos de la mejor manera de proporcionar a nuestro organismo estos omega-3, que harán que tengamos niveles adecuados de EPA y DHA, pero también, y casi más importante, trataremos cómo evitar el consumo de otros ácidos grasos llamados omega-6 que son altamente inflamatorios y que anulan las propiedades de los omega-3.

Si no dispusiéramos de una respuesta inflamatoria, el cuerpo no podría indicarle al sistema inmunitario que sanara y reparase el tejido dañado, ni que se defendiera de invasores extraños, como los virus y las bacterias. Sin la inflamación como respuesta fisiológica, las heridas se pudrirían y las infecciones podrían resultar mortales.

El inflamasoma

El inflamasoma es el responsable de la activación de la inflamación y varía en función de qué provoca dicha activación. Se ha demostrado que estimula la maduración de un tipo de células que producen la inflamación, las conocidas citoquinas inflamatorias del tipo interleucinas.

El inflamasoma se encarga de eliminar las células que se estropean o que no funcionan bien por estar muy envejecidas o «desgastadas». Este mecanismo se denomina piroptosis celular y se da cuando hay inflamación activa. Existe asimismo otra muerte programada, la apoptosis celular, que se extiende por todo el cuerpo en células que no están implicadas en un proceso inflamatorio, pero que sufren defectos de funcionamiento por cualquier causa o simplemente están deterioradas y tienen que renovarse.

Es decir, el organismo tiene la capacidad de eliminar las células. Esa muerte o eliminación celular se conoce como apoptosis, si se trata de células en general, o como piroptosis, cuando afecta a las células de zonas inflamadas.

Para entenderlo un poco mejor, el inflamasoma sería una central de operaciones que decide el tipo de inflamación que hay que activar y a qué zona enviar las sustancias que ayudan a resolver el problema que se haya producido. En función de dónde se tiene que actuar o lo que vamos a transportar para corregir el problema, escogemos un medio de transporte u otro: un autobús, un coche de bomberos o un tanque de guerra. Al ser atacados por un patógeno, se activará un tipo de inflamasoma concreto, por ejemplo, el inflamasoma NLRP3, que activaría las defensas inmunitarias del huésped contra infecciones bacterianas, fúngicas y virales. Pero la activación de NLRP3 también se relaciona con la inflamación que se produce en caso de alzhéimer, diabetes, gota, enfermedades autoinmunes y aterosclerosis.

Tipos de inflamación

Existen dos tipos de inflamación según el tiempo de duración: aguda y crónica.

La inflamación aguda empieza de forma rápida, casi inmediata, en el momento en que se produce el daño o agresión. Toma la forma de un edema que suele reducirse o desaparecer en unas pocas horas o en un par de días. En la sangre esto se refleja en un aumento de las células inmunitarias neutrófilos.

En cambio, la inflamación crónica se caracteriza por no ser rápida en su aparición, de hecho, suele ser tan progresiva que tardamos en percibirla, no desaparece ni en horas ni en días, en la zona se observa un aumento de nuevas y pequeñas arterias para tratar de resolver el problema. Los intentos de reparación del tejido dañado con el tiempo van provocando una mayor fibrosis o grosor del tejido afectado, lo que, en el peor de los casos, puede desembocar en la necrosis o muerte del tejido.

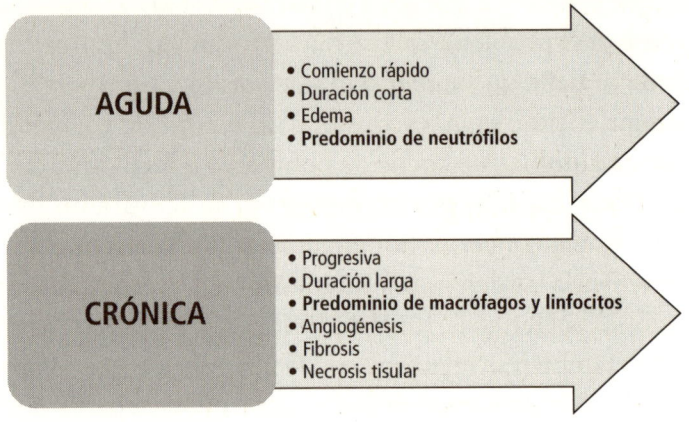

Gráfico 1. Tipos de inflamación.

A diferencia de la inflamación aguda, en la inflamación crónica vemos en sangre otro tipo de células defensivas o inmunitarias: los macrófagos y los linfocitos.

En el gráfico anterior se pueden observar las principales diferencias en la evolución de la inflamación según sea aguda o crónica. Mientras que en la inflamación aguda el proceso inflamatorio se resuelve con la reparación y la sustitución de las células dañadas, en la inflamación crónica, aunque acabe solucionándose, se produce una pérdida de función del tejido dañado. El grado de pérdida funcional del tejido dependerá del tiempo que haya estado inflamado.

Pongamos un ejemplo. La presencia de piedras (una colelitiasis biliar) ha causado unas pequeñas heridas en la vesícula biliar, a las que han seguido unas infecciones bacterianas, lo que ha derivado en varios episodios inflamatorios de la zona, que se han resuelto de forma natural o con ayuda médica. La situación se ha repetido varias veces en el transcurso de los años. La consecuencia es un engrosamiento de las paredes de la vesícula.

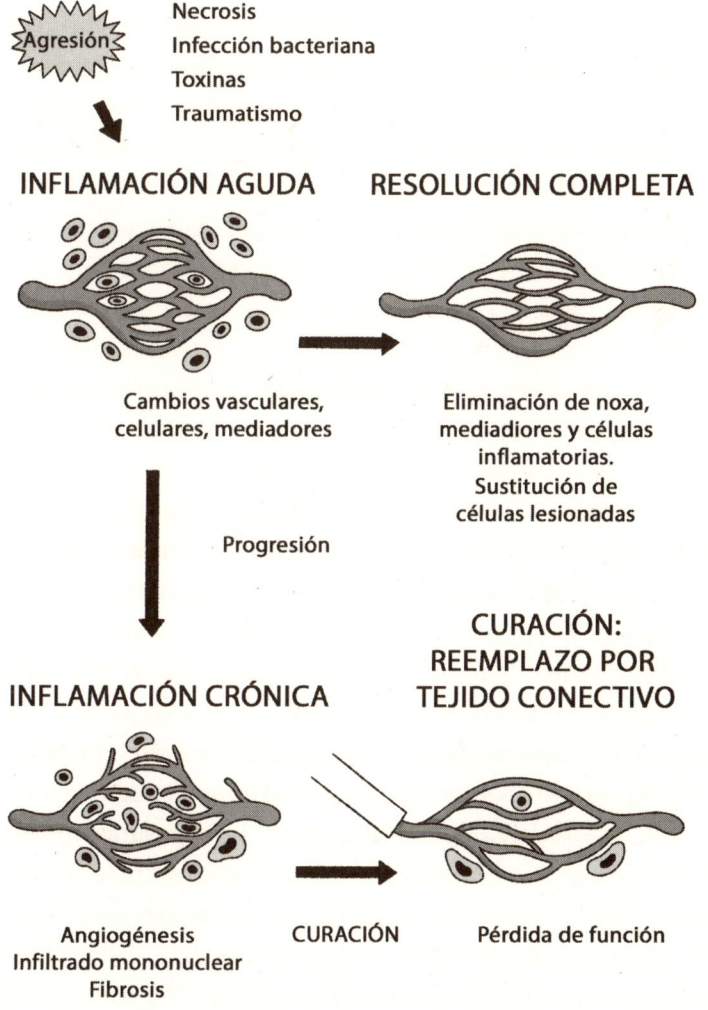

Figura 1. Evolución de la inflamación.

Si las paredes son gruesas, la vesícula no podrá contraerse adecuadamente para expulsar el contenido biliar hacia el intestino y garantizar así una correcta digestión. Si la vesícula pierde elasticidad y capacidad de vaciado, con el tiempo se producirán más piedras y más cólicos hasta convertirse en una estructura semirrígida que hay que extirpar quirúrgicamente.

La inflamación crónica más habitual es la conocida como inflamación de bajo grado, que provoca pocas molestias y por eso pasa fácilmente inadvertida, pero cuyos efectos negativos silenciosos con el tiempo causan graves problemas de salud. Se la ha asociado al aumento de la incidencia del cáncer y de enfermedades comunes en nuestras sociedades modernas.

Los elementos de riesgo para padecer una inflamación de bajo grado son: el envejecimiento prematuro, el tabaquismo, el nivel socioeconómico, la obesidad, el estrés psicosocial crónico, un estilo de vida sedentario, las toxinas, la falta de sueño, ciertos factores nutricionales, el abuso de drogas legales e ilegales, incluido el alcohol, la política y la economía.

No necesitamos que nadie nos diga que estamos inflamados, la mayoría lo notamos. Aun así, muchas personas encienden el piloto automático a modo de supervivencia para poder acometer el día a día sin poner atención a su cuerpo. Pero si lo observamos, veremos que existen signos y síntomas de que nuestro organismo no rinde con energía plena. A veces ocurre que pensamos a menudo en alguna parte de nuestro cuerpo porque nos molesta o experimentamos una sensación incómoda.

En muchas ocasiones pensamos: «Ya pasará», pero los días se suceden y la medicina convencional no resuelve situaciones que no implican salvarte la vida o aliviarte complicaciones realmente importantes. Y estos malestares, disfunciones o inflamaciones persistentes no nos permiten disfrutar de nuestra vida con plenitud.

Veamos algunos indicadores de inflamación que poco a poco se irán agravando casi sin darnos cuenta. Algunos son muy evidentes, pero otros no lo son tanto.

Síntomas de la inflamación:

1. El principal problema de inflamación, y el más común, nace en el sistema digestivo. En mi opinión, es el más peligroso, pues afecta a la posibilidad de nutrir al organismo. La situación puede agravarse muy fácilmente. Los trastornos digestivos que nos deben alertar son: hinchazón abdominal (especialmente después de comer o según avanza el día), que suele derivar en disbiosis; hiperpermeabilidad intestinal (se puede valorar con un estudio de microbiota); SIBO (el sobrecrecimiento bacteriano intestinal), que suele aparecer después de un trauma emocional severo; *Helicobacter pylori*, estreñimiento, diarrea, irregularidad en el tránsito y la forma de las heces (heces pastosas, secas o bolas de cabra), gases excesivos y malolientes y, por último, aparición o mantenimiento de intolerancias alimentarias. En este libro encontrarás dietas especialmente indicadas para estas situaciones: dieta para disbiosis o FODMAP, dieta para histaminosis o falsa alergia alimentaria.

2. Obesidad o sobrepeso. Es una inflamación tan evidente que puede no verse con claridad, probablemente por estar disimulada por la grasa superficial que la acompaña. En términos médicos la obesidad se denomina «inflamación sistémica con aumento de grasa». No se puede presentar obesidad o sobrepeso sin que aumenten las citocinas inflamatorias en el organismo, como las interleucinas tipo 1 o tipo 6, entre otras.

3. Un sistema inmunitario hiperactivo o hipersensible: alergias, asma, hipotiroidismo, psoriasis, artritis reumatoide u otras enfermedades inmunitarias o autoinmunes. Este apartado aumenta en nuestra población como un cohete sin control. En unas décadas, el 75 % de los ciudadanos tendrán alguna alergia o enfermedad autoinmune si no corregimos la agresividad tóxico-ambiental que nos rodea, entre otras cosas.

4. Ser propenso a infecciones respiratorias (catarros, gripes, rinitis, faringitis, laringitis, bronquitis, amigdalitis, asma, sinusitis, mucosidad constante) u otras afecciones infecciosas (herpes, virus del papiloma humano, cistitis, hongos vaginales o candidiasis de repetición o crónica). Esto es fácil de entender: si el organismo sufre una inflamación crónica de bajo grado, cualquier pequeño estímulo extra se ve alentado para agravarse o complicarse. Lo vimos en la pandemia: las personas con una base de inflamación eran candidatas a tener más complicaciones y riesgo para su vida cuando se contagiaban del virus o eran más propensas a reinfectarse con más facilidad.

5. Alteraciones cardiometabólicas: dislipidemias o problemas con el colesterol y triglicéridos altos, síndrome metabólico (aumento de la glucosa, aumento de la presión arterial, hipercolesterolemia y, a veces, elevación del ácido úrico simultáneamente), resistencia a la insulina, diabetes, hipertensión, tumores. Cuando tenemos el colesterol elevado o desequilibrado, en paralelo se está llevando un proceso de reparación vascular en alguna parte del organismo, y no es extraño que vaya acompañado de niveles de glucosa en sangre más

altos de lo normal o resistencia a la insulina. Todas estas situaciones conllevan una inflamación de bajo o no tan bajo grado.

En el caso de los tumores, cabe decir que los tumores sólidos suelen aparecer más fácilmente con una inflamación no resuelta y cronificada.

Aunque los problemas renales no suelen relacionarse con la inflamación, la hay, pues el inflamasoma está activado en los pacientes que los sufren.

6. Disfunciones menstruales: reglas dolorosas o abundantes con coágulos o mastitis (dolor de mamas), quistes, miomas, fibromas, SOP (síndrome de ovario poliquístico), infertilidad, endometriosis. El sistema reproductor femenino es un gran chivato o indicador del grado de inflamación de una mujer. Cualquier modificación de la dieta o hábitos en favor de la desinflamación será útil para mejorar cualquiera de las situaciones mencionadas. En un estudio se observó que el 50 % de las mujeres mejoraban sus molestias menstruales al implementar algunos cambios, la mayoría lo hacía reduciendo azúcares y aumentando el consumo de verduras y alimentos antiinflamatorios.

7. Otras manifestaciones: lesiones recurrentes, dolores musculares o de cabeza frecuentes, problemas de piel, insomnio, fatiga crónica, depresión, niebla mental y ansiedad.

Cuando las microlesiones son recurrentes, estamos ante un caso de microinflamación del sistema musculoesquelético. Quizá creamos que es consecuencia de la edad o de que entrenamos mal o que lo hacemos demasiado (siempre podría ser), pero en realidad el problema está en cómo nos alimentamos, cómo descansamos y cómo o cuánto ayunamos para dejar que el organismo se repare y recupere.

Y si hablamos de la neuroinflamación, típica en personas que enferman cuando se relajan, por ejemplo, al llegar el fin de semana o empezar las vacaciones, presentamos sopor o niebla mental, dificultad de atención o concentración, ansiedad, depresión o insomnio.

A pesar de que una gran cantidad de personas sienten la inflamación y no necesitan que nadie les diga que están inflamadas, se pueden observar valores bioquímicos que nos confirmen dicha inflamación.

Veamos un recordatorio de los valores que deberíamos pedir en una analítica de sangre:

Resumen de valores bioquímicos para determinar la inflamación

- ✓ PCR (proteína c reactiva) elevada
- ✓ Interleucinas IL-1, IL-6, IL-8, IL-12 elevadas
- ✓ TNF-α elevada
- ✓ VSG (velocidad de sedimentación globular) elevada
- ✓ Ferritina elevada
- ✓ HDL bajo/LDL alto (colesteroles)

2
Conceptos clave

Gestión del estrés

No tener estrés es una utopía, a no ser que te vayas a vivir a una zona rural o montañosa apartada del mundanal ruido o de la alocada vida occidental de las grandes urbes y sociedades modernas. Lo interesante, y verdaderamente útil, es saber gestionar el estrés con algunos hábitos o trucos que nos ayuden a sobrellevarlo con el menor impacto negativo para nuestra salud.

La mala gestión del estrés es demoledora para la buena salud en general, de hecho, se encuentra en entre el 50 y el 80 % de las intervenciones que practico en consulta. El estrés mal gestionado de forma continuada va a generar un cortisol alto mantenido en la sangre, y tal nivel de cortisol producirá una separación de las células de los intestinos, los enterocitos, lo que provocará una hiperpermeabilidad o inflamación intestinal. Pero no solo se verá inflamada la barrera de la mucosa intestinal que nos protege de tóxicos, de comida mal digerida o de patógenos oportunistas, también se alterará la barrera hematoencefálica, lo que potenciará que se inflame cualquier parte del organismo que ya esté ligeramente afectada.

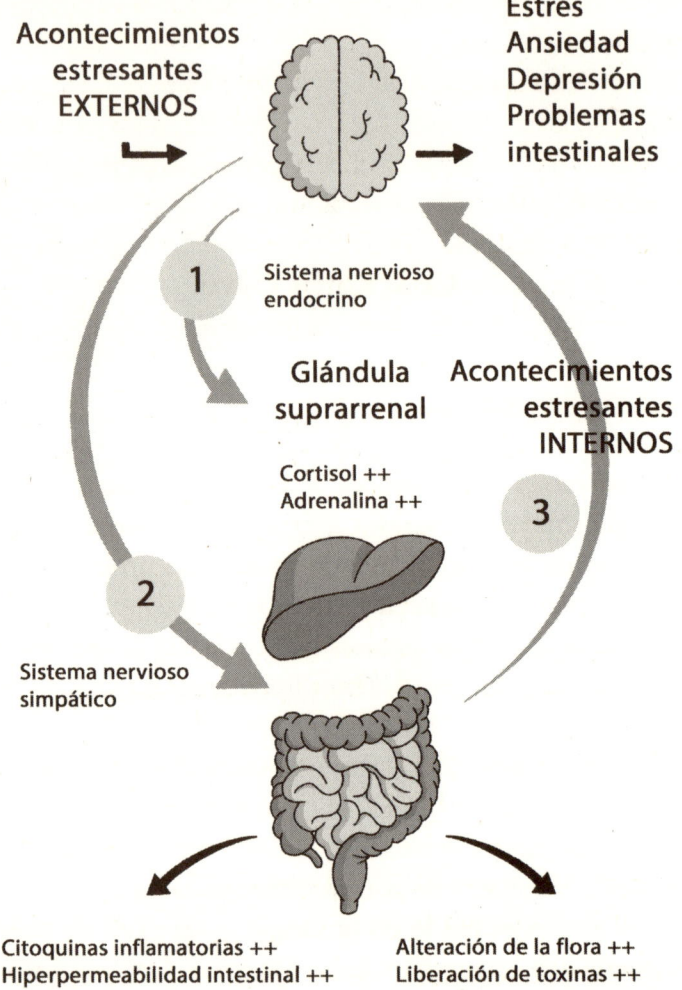

Figura 2. Fuente: <https://estaticos.qdq.com/swdata/photos/839/839039760/26a6b71d30c4485caeeff026f79bb3af.jpg>.

En este gráfico se ve claramente la relación entre el eje intestino-cerebro y los efectos del estrés. El sistema simpático se activa en exceso como consecuencia de una actividad mental elevada a causa de las preocupaciones del trabajo o de la vida, afecta a la microbiota y a la permeabilidad del intestino por inflamación, lo que hace que entren más toxinas del intestino a nuestra sangre. Esta condición mantenida irá desgastando el sistema endocrino y las glándulas suprarrenales, lo que llevará a la persona a sufrir depresión o ansiedad de forma inevitable. Por eso debemos aprender a gestionar el estrés y así poder cortar este circuito negativo del eje intestino-cerebro crónicamente estresado.

Veamos algunos ejemplos de gestión de nuestro estrés:

- Haz respiraciones profundas varias veces al día. Veinte respiraciones profundas tres veces al día, al menos, provocan cambios en la oxigenación, mejoran el oxígeno que entra en nuestras células y que con el estrés y la ansiedad se ve reducido de forma relevante y continua. Estas respiraciones tienen un efecto inmediato energizante y regalan una sensación de supercontrol de las tareas pendientes y un mayor empoderamiento vital.

- Después de las jornadas de trabajo en general y de las más estresantes en particular conviene hacer alguna rutina de ejercicio que te deje extenuado y te ayude a liberar la contención, la frustración y las malas energías que tengas acumuladas.

- Los baños hipertérmicos antes de acostarte pueden hacer cambiar el chip mental y pasar de la situación de escape o huida que provoca el estrés diario a una fase de relajación, es decir, el cerebro se relajará porque cree que el peligro que te acechaba ya pasó.

- Los baños fríos por la mañana o a mediodía te activan, pero de forma positiva, ya que ayudan a liberar dopamina inmediata combinada con serotonina más duradera. Sus efectos pueden alargarse horas con una sensación de energía muy positiva. Empieza el día con un baño en el mar (aunque solo sumerjas las piernas), en el río o simplemente en la ducha.

- Haz lo que te gusta, practica aquello que te apasiona y que consigue que tu cerebro deje de pensar en problemas y situaciones preocupantes. No dejes aquello que te hace ser feliz para contrarrestar lo que afecta negativamente a tu cerebro. Si tu cerebro sufre o trabaja demasiado, dale cariño haciendo que se sienta feliz y a gusto lo más a menudo posible.

- Practica el *mindfulness*. La garantía científica con la que cuenta esta técnica o hábito me lleva a recomendarte con énfasis que experimentes cómo cambia tu cerebro. La transformación se debe al control de todo lo que te rodea y sientes, con lo que se evita que los pensamientos negativos afecten a tu vida. La ansiedad y el estrés tienen que ver con estar pensando en lo que puede sucederte o ya te ha sucedido, lo que impide que valores el presente y disfrutes de él, que es lo verdaderamente importante y en lo que tu cerebro debería invertir su energía.

Solo tú, con perseverancia y entrenamiento, puedes controlar tus pensamientos negativos. Es fácil tener más de cuarenta mil pensamientos negativos al día, y también es fácil entrar en bucle divagando sobre esos pensamientos. Y eso solo te hará daño. Cada vez que te encuentres con un pensamiento negativo, lleva a tu mente un recuerdo que te hace feliz, un recuerdo que te provoque una sonrisa en el corazón.

El *mindfulness* deja muy claro que la mente no es feliz cuando se ocupa de varias situaciones o pensamientos a la vez. La atención plena es la base de una buena salud mental. Si eres de las personas que divagan con facilidad, ese mal hábito que impide que te centres en lo que estás haciendo, el *mindfulness* te conviene.

La alimentación adecuada refuerza los anteriores puntos de gestión del estrés.

Los alimentos que escogemos cuando estamos estresados no son los adecuados para la salud en general. En este momento nuestro cerebro exigirá dopamina, y la buscará en alimentos dulces o muy calóricos, no nos pedirá comer brócoli o ensalada, nos enviará caprichos de repostería o *fast food* fácil de preparar y muy sabroso. Al contar con poca energía es sencillo caer de lleno en la tentación. Y cuando caigamos estaremos bien durante treinta o cuarenta minutos para volver a recibir más mensajes de comida o acciones incorrectas.

Es en los momentos de estrés cuando debemos ser más firmes en nuestros buenos hábitos alimentarios y potenciar alimentos que nos ayuden a gestionar mejor el estrés: ensaladas y verduras con salsas saludables como el pesto, *tapenade de aceitunas*, guacamole, mayonesa o alioli, carnes y pescados, frutos secos como almendras tostadas, huevos y cacao, entre otros.

Alimentos que ayudan a combatir el estrés

- ✓ Alimentos crudos: frutas, verduras y hortalizas de temporada.
- ✓ Vegetales de hoja verde; suplementados con algas como la clorela (*C. Pyrenoidosa*).

- ✓ Grasas buenas de pescados, aceite de oliva o aguacate.
- ✓ Caldos caseros que fortalezcan el sistema inmunitario (con ajo, jengibre, alfalfa, huesos…).
- ✓ Algas marinas para estimular el tiroides.
- ✓ Agua. Evitar la deshidratación bebiendo agua entre horas y evitando beber en las comidas.
- ✓ Cacao.

Alimentos que no ayudan a combatir el estrés

- ✓ Edulcorantes artificiales, conservantes y aditivos.
- ✓ Bebidas carbonatadas.
- ✓ Azúcar blanco y cereales o harinas refinadas.
- ✓ Chocolate, fritos, embutidos y carnes de mala calidad.

Fuente: https://www.elsevier.es/es-revista-offarm-4-articulo-estres-13078580

Ejercicio

Practicar ejercicio seis días a la semana es lo correcto. Tú decides si cada sesión dura veinte minutos, una hora o cuatro horas, pero hacer dos días a la semana una clase dirigida o ejercicio de fuerza no es hacer ejercicio. Si echas cuentas, con dos sesiones semanales tan solo harás ocho días de treinta que tiene el mes.

Lo importante del ejercicio es adaptarlo a tus circunstancias, es decir, a tu nivel físico, y hacerlo a las horas adecuadas.

Entrenar de noche siempre provoca alteraciones de tu reloj biológico, lo que provoca inflamación y un mal dormir, pues retrasas los niveles adecuados de melatonina e impides que la temperatura corporal alcance el descenso necesario para que se produzca una correcta limpieza interneuronal. Otro mal momento para hacer ejercicio sería cuando tienes el estómago lleno o cuando hace poco que has comido. En plena digestión es imposible que tus músculos obtengan toda la sangre que necesitan, provocas un conflicto de intereses y tu organismo tendrá que sacrificar el envío de nutrientes, oxígeno y energía a los músculos —más aún si el ejercicio es fuerte— o al sistema digestivo.

Otra técnica que puede mejorar nuestra capacidad física en concreto y nuestra salud en general es la técnica de apnea controlada, tal y como suele suceder cuando practicamos natación. Aguantar un poco la respiración durante un ejercicio moderado provocará un aumento de actividad del bazo, el responsable de oxigenar nuestro organismo. Esta acción contrarresta la tendencia de hipooxigenación a la que nos encaminamos a medida que envejecemos; se trata de una gran técnica de *slow-aging* o envejecimiento lento y saludable.

- Haz un ejercicio moderado de forma habitual.
- Puntualmente aumenta la dificultad o exigencias del ejercicio habitual.
- No entrenes de noche para no alterar el sueño.
- Haz entrenamiento de fuerza para potenciar el crecimiento muscular.
- Entrena siempre con el estómago vacío o lo más vacío posible.

- No evites hacer ejercicio por estar en las horas de ayuno intermitente.
- Escoge siempre algún ejercicio que te divierta o quizá con un grupo de personas que te motive.
- Potencia el ejercicio con apneas controladas.
- Haz ejercicio en un entorno natural siempre que te sea posible.

En una revisión sistemática del año 2020, se determinaron algunos datos claros e interesantes:

- El ejercicio moderado genera menos citocinas proinflamatorias e inflamatorias que el ejercicio intenso.
- El ejercicio intenso sin descansos adecuados genera tendencia a producir más enfermedades por la disminución de la actividad del sistema inmunitario.

Pero ¿en qué se traduce el ejercicio moderado? Pues según un estudio del año 2016, tan solo caminar de forma alegre entre veinte y treinta minutos es suficiente para obtener efectos antiinflamatorios y todos los beneficios del ejercicio saludable.

Evidentemente, podemos equiparar ese ejercicio de caminar a bailar, nadar, pasear en bicicleta o jugar al golf. Cualquier actividad que incremente los latidos del corazón de forma moderada y que después de haberlo realizado no nos notemos extremadamente agotados será el ejercicio óptimo.

> **Cálculos prácticos para valorar el ejercicio moderado**
>
> Calcula tu frecuencia cardiaca máxima:
> - ✓ Hombres: FCmáx = 220 – edad
> - ✓ Mujeres: FCmáx = 226 – edad
>
> Calcula la intensidad:
> - ✓ La intensidad moderada está entre el 64 y el 76 % de tu frecuencia cardiaca máxima.

Una buena idea es caminar a un ritmo intenso por la naturaleza o por algún entorno que no sea un bosque de cemento. El ejercicio en un marco natural tiene más beneficios, sin duda.

¿Qué como cuando hago ejercicio?

Dependerá de tu flexibilidad metabólica que puedas entrenar cuando solo hace tres o cuatro horas de la última comida o llevas más de doce horas sin comer. Siempre tendrás menos desviación de energía hacia el sistema digestivo si entrenas en baja actividad de proceso digestivo.

Si tu entrenamiento es intenso o fuerte, te interesa disponer de toda la energía dirigida a tu musculatura y, en el caso de tener flexibilidad metabólica por haber hecho bien ese descanso de doce horas, al menos, sin comer nada para que tu organismo se recupere y regenere, será mejor utilizar algo de aminoácidos ramificados (BCAA) durante el entrenamiento en vez de demasiados hidratos de carbono antes de entrenar o durante el ejercicio. De este modo, si quieres mejorar la calidad del sueño, tu cuerpo producirá más serotonina.

Al producir un desvío durante el ejercicio de los aminoácidos para la síntesis muscular, el triptófano se verá con vía libre para entrar en tu cerebro y generará así más serotonina y por la noche el mismo pico de melatonina para que duermas mejor.

La razón es que la perspectiva de la actividad física revela que los BCAA, que son necesarios para los músculos activos durante el ejercicio físico, disminuyen la competencia por el triptófano en la barrera hematoencefálica, lo que lleva a una mayor penetración del triptófano en el cerebro. Esto genera más bienestar emocional y un mejor efecto antidepresivo, además de mayor síntesis muscular.

Pero el tiempo de la práctica de ejercicio es algo que debemos tener en cuenta. Por ejemplo, en los ejercicios de resistencia, si se alargan más de sesenta minutos, el consumo de carbohidratos solos o con proteínas durante el ejercicio favorece el almacenamiento de glucógeno, reduce el daño muscular y mejora las adaptaciones al entrenamiento a corto y largo plazo. Cumplir con la ingesta diaria de proteínas, distribuida uniformemente en múltiples tomas, es crucial para las personas físicamente activas.

El consumo inmediato de proteínas de fuentes de alta calidad después del ejercicio, en las primeras dos horas, estimula eficazmente la síntesis de proteínas musculares. Nunca dejes de tomar proteínas después del ejercicio; puedes acompañarlas de carbohidratos si quieres recuperar el glucógeno muscular, pero las proteínas son necesarias tras ejercitarnos.

Al final, tenemos al alcance y de forma adaptada y segura el mejor somnífero, antidepresivo y antiinflamatorio de todos, que es la contracción muscular.

Haz ejercicio como te dé la gana, pero ni te plantees no hacerlo; todo te irá mejor, te lo aseguro. Aunque sea pasear por la montaña, te aportará beneficios.

Beneficios de pasear por la naturaleza

- ✓ Refuerza el sistema inmunitario.
- ✓ Reduce el estrés al disminuir el cortisol y por ende la inflamación.
- ✓ Apacigua la ira, la agresividad y el nerviosismo.
- ✓ Aumenta la energía vital.
- ✓ Mejora los estados depresivos y de apatía.
- ✓ Genera un profundo estado de relajación.
- ✓ Mejora la calidad del sueño.
- ✓ Relativiza las preocupaciones.
- ✓ Reduce la fatiga y el cansancio.
- ✓ Normaliza la tensión arterial.
- ✓ Baja las pulsaciones.
- ✓ Mejora la memoria a corto plazo.

Ciclos circadianos

La cronobiología estudia los ritmos biológicos en los seres vivos. Estos ritmos biológicos están relacionados con unos patrones que se repiten por secuencias en el tiempo. Sus inicios datan del siglo XVIII, pero fue en el siglo XX cuando la investigación científica sobre cronobiología tomó impulso gracias a expertos como, por ejemplo, Wilhelm Pfeffer, Erwin Bünning, Karl von Frisch, Jürgen Aschoff, Colin Pittendrigh y Arthur Winfree.

Los ciclos circadianos y el sueño son procesos biológicos fundamentales para la salud humana. Su alteración podemos asociarla a disfunciones cognitivas, cardiovasculares, metabólicas e inmunológicas. La genética es muy importante, pero podemos entrenarnos para mejorar nuestros síntomas.

Nuestros ritmos tienen unos relojes internos que están localizados en el sistema nervioso central. Estos relojes han de sincronizarse con los relojes externos, que en nuestro caso serían las horas del día, las estaciones o la luz.

Debemos tener en cuenta el cronotipo de cada persona. Para determinar cuál es el tuyo, lo más fácil y más rápido es saber cuándo tienes más energía o cuándo menos, por la mañana o por la tarde, pero también hay que saber que los ritmos cambian a lo largo de los años. Lo mejor es intentar acercarnos lo máximo posible al equilibrio entre los tres tiempos a los que nos enfrentamos: el biológico, el ambiental y el social, teniendo en cuenta que nuestra sociedad dista mucho de la de nuestros antepasados, que se despertaban al alba y se iban a dormir cuando anochecía; vivían sincronizados con estos tiempos de una forma natural. Lo ideal es que intentemos acercarnos a esto lo máximo posible.

Los ciclos o ritmos circadianos son los diferentes cambios

físicos, hormonales y mentales que sufrimos en ciclos de veinticuatro horas. Todos los seres vivos tienen su ritmo circadiano, en el que la luz y la oscuridad son los protagonistas.

En el caso de los humanos, el reloj biológico nos ayuda a estar despiertos de día y a dormir de noche, es decir, somos animales diurnos, aunque puede haber pequeñas variaciones dependiendo de nuestro ritmo hormonal. Por ejemplo, los adolescentes poseen un ritmo hormonal menos diurno, pueden estar más activos por la noche y necesitan más tiempo de descanso por la mañana. Por eso, algunos países inician las clases de instituto más tarde, pues saben que a primera hora de la mañana los adolescentes no están despiertos.

Antropológicamente nuestros ancestros siempre se acostaban un par de horas después de oscurecer. Se reunían alrededor de la hoguera para explicar historias y acontecimientos del día mientras les iba entrando el sueño y el relax que los llevaba a dormirse. Por esta razón, cuando nos vamos a dormir, debemos apagar la luz que nos rodea, desde el botón de la tele hasta nuestro teléfono móvil, para que se pueda recuperar nuestro cuerpo correctamente. La melatonina es una hormona producida por la glándula pineal que se libera cuando oscurece y es inhibida por la luz, de modo que cuanto más oscuro esté todo a nuestro alrededor más melatonina vamos a liberar al torrente sanguíneo y mejor vamos a poder regenerar todo nuestro organismo.

Poco antes del proceso de dormir, la temperatura corporal sube ligeramente, pero baja cuando nos relajamos por la noche. Por eso muchos de nosotros necesitamos taparnos: el cuerpo se refrigera para dar descanso al corazón e ir oxigenándonos, y así repararnos de manera programada y automática.

Cada órgano de nuestro cuerpo tiene su momento de autorreparación:

- De las nueve a las once de la noche las sustancias innecesarias para nuestro organismo se eliminan, es el momento de mejorar la oxigenación, la circulación y la digestión, por eso es importante cenar lo antes posible, lo ideal es a las siete de la tarde.

- De las once de la noche a la una de la madrugada empieza a regenerarse la vesícula biliar, pero debemos estar durmiendo para que esto se lleve a cabo de forma correcta, sin el proceso de la digestión activo, algo que en nuestra sociedad es difícil, teniendo en cuenta que muchas personas no se van a dormir antes de las doce de la noche. Así que le dejamos poco tiempo de recuperación o nada a la vesícula. Es muy importante llegar a esta hora habiendo hecho la digestión de la cena o no cenar, así no interferiremos en su reequilibrio. De lo contrario, será fácil desarrollar piedras vesiculares. En esta franja horaria se relacionan las tomas de decisiones a corto plazo y algunos procesos psicológicos. Este es el motivo de que muchas veces nos sintamos con insomnio por culpa del cortisol generado o por los problemas no resueltos y no nos podamos dormir.

- De la una a las tres de la madrugada, el hígado activa al máximo sus procesos detoxificadores y autorreparadores, se limpia y regenera, pero debemos estar en sueño profundo para que todo suceda correctamente. Si no tenemos un hígado sano o lo tenemos muy sobrecargado, es probable que suframos insomnio o que nos despertemos en esta franja horaria, tal y como sugiere desde hace tres mil años la medicina china.

- De las tres a las cinco de la madrugada es el turno de la puesta a punto de los pulmones. Llegados aquí, entenderéis por qué es tan importante tener una habitación bien ventilada y con aire de buena calidad. Esto ayuda a que los pulmones se reseteen mejor. Por cierto, hay que hablar de la importancia de respirar por la nariz mientras dormimos, no por la boca, pues el aire que llega a los pulmones proveniente de las fosas nasales tiene una mejor temperatura y está más filtrado por las vellosidades nasales.

- De las cinco a las siete de la madrugada le toca a nuestro intestino grueso. Si estamos ya con el sueño más ligero podemos notar que expulsamos gases, o incluso muchas personas tienen la necesidad de ir al baño en esta franja.

El tiempo que pasamos con luz natural influye en nuestro reloj interno; hay que pasar al menos dos horas al día para equilibrar nuestros ciclos y no sufrir cronodisrupción por desajustes.

En la actualidad sabemos que irse a dormir más tarde de la cuenta no va a permitir que entremos en las suficientes fases REM (fase profunda del sueño) y no REM (fase de descanso), además, nuestra temperatura corporal no descenderá lo suficiente. Como consecuencia nos levantaremos con unos niveles de glucosa en sangre muy elevados, lo que aumenta nuestra inflamación.

El sueño insuficiente o de mala calidad provoca neuroinflamación, lo que causa una baja concentración y más tendencia a la ansiedad y depresión. En adolescentes es mucho más grave, pues en la edad adulta les inducirá a tener más ansiedad y enfermedades inflamatorias, hipertensión e infartos. Además, dormir mal o poco es obesogénico, aumenta la presión arterial y puede producir accidentes cerebrovasculares.

Ten muy en cuenta los siguientes consejos; dormir mal puede dar al traste con el resto de tus hábitos saludables.

- Establece los horarios de las ingestas. Lo ideal es comer a las 13.00 y cenar a las 19.00.

- Después de cenar deberían pasar dos horas antes de acostarte.

- No cenes pasadas las 20.00.

- Practica deporte o ejercicio lo más lejos de la noche que puedas. Por la mañana o al mediodía es ideal, antes de comer o al menos tres horas después de haber comido.

- No utilices pantallas después de cenar, pero si lo haces usa gafas de protección contra la luz azul.

- Elabora un protocolo para que tu cerebro active los procesos hormonales del descanso. Un ejemplo: preparar la agenda del día siguiente, darse una ducha caliente, escribir o pensar en los hechos positivos del día y leer en la cama hasta que escuches la llamada de Morfeo.

- Si por alguna razón no duermes bien, al día siguiente no uses café para activarte, pues hará el efecto contrario. Usa adaptógenos como la ashwagandha, la rhodiola o el cordyceps.

- Si la melatonina no te funciona, usa bisglicinato de magnesio e inositol para conciliar mejor el sueño.

> ### Claves del reloj biológico para evitar la inflamación
>
> ✓ Dormir siempre a la misma hora.
>
> ✓ Evitar fuentes de luz a partir de las 21.00.
>
> ✓ Levantarse a la misma hora.
>
> ✓ Desayunar cuando percibas apetito.
>
> ✓ Comer alrededor de las 13.00.
>
> ✓ Siesta de veinte minutos (no acostado).
>
> ✓ Ejercicio a las 12.00 o las 18.00.
>
> ✓ Cenar entre las 19.00 y las 20.00.
>
> ✓ Dormir dos horas después de haber cenado.

Protege la microbiota o enterotipo

Hoy en día sabemos que la salud de nuestra microbiota o enterotipo es paralela a nuestra salud; si nuestra microbiota se ve perjudicada, nuestra salud se verá perjudicada en mayor o menor medida. Por ejemplo, una disminución de bifidobacterias puede dar problemas de piel como dermatitis, eccemas o psoriasis, o un descenso de enterococos y *Saccharomyces* produce inflamación intestinal y una mayor predisposición a sufrir enfermedades inflamatorias intestinales como la colitis ulcerosa o la enfermedad de Crohn.

Todo está interrelacionado y debe mantenerse el equilibrio entre las diferentes especies que viven en el intestino. Si abusas de refinados, comida rápida o ultraprocesados, alteras por completo tu microbiota. Está todo tan engranado que el simple hecho de no ensalivar bien los alimentos provocará más fácilmente una disbiosis por el aumento desproporcionado de arqueas, que puede derivar en hinchazón y estreñimiento.

Consejos para gozar de una microbiota feliz

- ✓ Combina horas de ayuno entre ingestas; no comas continuamente.
- ✓ Practica doce horas de ayuno, al menos, entre la última comida del día y la primera del día siguiente.
- ✓ Mastica bien, mastica bien y mastica bien para ensalivar. Esto acelera y mejora la digestión. No ensalivar es como entrenar sin calentar, hay más posibilidades de sufrir una lesión.
- ✓ Potencia el consumo de tubérculos enfriados en la nevera una noche o más.
- ✓ No comas siempre lo mismo, varía para aportar más nutrientes, que darán una mayor variedad de microorganismos.
- ✓ Consume plátano macho o plátano verde canario.
- ✓ Consume carne de pasto o ecológica y no te centres solo en el músculo, aprovecha todas las partes, cartílagos, grasa y vísceras.

- ✓ Consume siempre un plato de verdura o ensalada en las comidas principales; las dietas bajas en fibra producen enfermedades a medio plazo.

- ✓ Potencia el consumo de alimentos de color lila o violáceo para introducir antocianidinas que ayuden a mejorar el ecosistema intestinal.

- ✓ Consume nueces o frutos secos remojados.

- ✓ Consume guisantes o legumbres germinadas.

- ✓ Potencia las grasas saturadas buenas, como el aceite virgen de coco, el ghee o la grasa de animal de pasto, que mejorarán la energía de las células del intestino.

- ✓ Evita productos ultraprocesados, ya que disminuyen la microbiota antiinflamatoria y reducen la microbiota que regula y protege la barrera intestinal.

Regula y activa el termostato interno

Sabemos que ejercitar nuestra capacidad de contrarrestar el frío o el calor externo tiene muchos beneficios para la salud. Los cuatro principales son: regular el sistema inmunitario, aumentar la grasa parda, que mejora la energía mitocondrial y ayuda a mantener un equilibrio en el gasto calórico que te desinflama e impide que aumentes de peso fácilmente, y regular la temperatura corporal, mejorando la resistencia al frío.

Falta el cuarto, no me he olvidado: se trata del estímulo de producir dopamina y noradrenalina, que provocan una respuesta de energía positiva que dura horas.

No hace falta tomar baños finlandeses o nórdicos ni subir

una montaña en invierno en pantalón corto. Basta con acabar las duchas con agua fría (al menos en las piernas durante un par de minutos), abrigarse poco al levantarse y mientras preparamos el desayuno o pasar un poco de fresco mientras tomamos algo en una terraza para mejorar nuestra salud general.

Los baños hipertérmicos o saunas tienen beneficios: mejoran la salud del corazón, el sistema vascular oxigena mejor al organismo, se reduce la sensación de estrés. Conviene practicarlos al final del día, ya que, además, la autoestima se potencia por el aumento de endorfinas que producen.

Beneficios del frío controlado

- ✓ Actúa como antidepresivo por el aumento de noradrenalina plasmática y betaendorfina, y la liberación sináptica de noradrenalina en el cerebro.

- ✓ Reduce la sensación de fatiga.

- ✓ Disminuye las microlesiones y los tiempos de recuperación muscular en el deporte.

- ✓ Aumenta los niveles de glutatión, gran antioxidante endógeno que, entre otros beneficios, alarga los telómeros que están relacionados con una vida más longeva y sana.

- ✓ Mejora la respuesta de la hormona y la paratohormona tiroideas, por eso es muy interesante cuando se padece hipotiroidismo o se pretende aumentar el gasto metabólico basal para perder peso.

- ✓ Disminuye el cortisol del estrés crónico.

✓ Mejora la proporción de las apoliproteínas que forman el colesterol LDL (malo), Apo B y Apo A, con lo que se reduce el riesgo cardiovascular.

Algunos consejos

- Escoge la terapia de frío que se adapte mejor a tu vida; estar con sensación de fresco mientras preparas el desayuno o en tu desplazamiento a la oficina o centro de estudios, o mientras tomas algo con tus amigos o familia. Especialmente interesante para reducir la glucosa. Si has dormido mal mejorará tus niveles altos de glucosa en la mañana (recuerda los ciclos circadianos).

- Usa el frío para activarte por la mañana o al mediodía.

- Activa tu sistema de relajación tomando baños de calor por la noche.

- Puedes hacer sesiones en las que combines frío, calor, frío, tal y como se hace en los países nórdicos.

- Potencia alimentos que aumentan nuestra grasa parda por su contenido en ácido ursólico: arándanos, uva negra, manzana, pera, algas o estevia.

- El consumo de aceite de oliva virgen extra (AOVE) crudo nos proporciona oleitanolamida, que también estimula la formación de grasa parda.

- Vigila los choques térmicos e incrementa los tiempos de exposición poco a poco.

> - Las personas con problemas de corazón deben asesorarse con un especialista.

Tóxicos en tu cocina

En este punto voy a hablar de los tóxicos que podemos generar al cocinar o si no escogemos bien los materiales adecuados. Sin darnos cuenta, muchas veces, o siempre en algunos casos, estropeamos lo que comemos y nos intoxicamos sin saberlo.

El consumo habitual de grasas fritas puede producir inflamación y facilitar el desarrollo de procesos cancerígenos y enfermedades cardiacas. La situación empeora cuando consumimos un alimento que se ha frito en un aceite reutilizado, pues con cada fritura disminuye la cantidad de vitaminas, como la E.

Unos fritos muy dañinos consumidos habitualmente son los de féculas o harinas. Este tipo de fritura modifica la estructura química de los azúcares y proteínas que forman las harinas o féculas y las transforman en unas sustancias llamadas acrilamidas. Este proceso se conoce como glicación proteica o reacción de Maillard, y se da en las patatas fritas, las tostadas o las galletas.

Según la EFSA (Autoridad Europea de Seguridad Alimentaria), las acrilamidas tienen una responsabilidad mucho mayor de lo que se creía hasta 2015 en la inducción de procesos inflamatorios y el desarrollo del cáncer. Dañan el ADN y el interior de la célula, privándola de su funcionalidad, además de estar relacionadas con procesos como la diabetes, las cataratas, el envejecimiento acelerado, ciertos efectos negativos en los bebés, antes y después de nacer, problemas en la reproducción masculina y el sistema nervioso..., y seguro que con el tiempo los investigadores irán descubriendo más bondades de las peligrosas acrilamidas.

Las acrilamidas se forman masivamente a partir de los 120 °C, pero también se forman, en menor cantidad, con temperaturas de 60 °C en cocciones largas, a no ser que la cocción sea húmeda.

El fenómeno de la glicación proteica también se produce en los tostados, es decir, cuando cocinamos las harinas en una *air fryer*, tostadora, horno o sartén, sin necesidad de que haya aceite.

Volvamos al cocinado de las grasas. Para evitar problemas emplearemos tipos de cocción en los que la temperatura no supere los 180 °C o cocciones cortas a temperatura elevada para no perjudicar la calidad de las grasas. Recordemos también que las grasas vegetales, que son más ricas en omega-6, son las que más se deterioran y más problemas ocasionan a nuestra salud. Podemos encontrarlas en las semillas y sus aceites o en los frutos secos.

Los aceites pierden cualidades con la cocción, los de semillas como el girasol, la soja o el maíz son cancerígenos y venenosos, y los de oliva pueden perder la mitad de sus polifenoles cuando las temperaturas superan los 60 °C, con las cocciones a temperaturas altas, por encima de 100 °C y hasta los 180 °C, van a ir oxidándose hasta el punto de que se pierde un 80 % de polifenoles, mientras que si cocinamos a baja temperatura solo se pierde el 9 %. Saltear verduras con AOVE a 100 °C puede suponer una reducción de entre el 25 y el 50 %.

Cuando el aceite humea (punto de humeo o de humo), se recalienta o se reutiliza varias veces, produce graves daños en nuestro ADN y en nuestro inflamasoma, y aumenta la probabilidad de que padezcamos cánceres genotóxicos, mutagénicos, tumorigénicos y otros tipos de cáncer: pulmón, mama, colorrectal y próstata.

Ya que hablamos de humos, ¿qué pasa con los ahumados y las barbacoas? ¿Os imagináis que antes de comernos un plato lo pasáramos por el tubo de escape de un coche? Aunque no es exactamente lo mismo, cuando cocinamos alimentos poniéndolos en contacto directo con brasas humeantes para que se impregnen del aroma del humo se generan hidrocarburos aromáticos policíclicos (HAP). Como explica la Agencia de Seguridad Alimentaria y Nutrición, los HAP se componen de más de cien sustancias químicas diferentes que proceden de lo que utilicemos para generar las brasas para ahumar (madera, carbón o cualquier combustible orgánico para barbacoas), y cuando se inhalan pueden provocar problemas respiratorios e inmunitarios.

Resumen

- Evita los alimentos con un elevado contenido de acrilamidas, como serían las patatas fritas, sobre todo las patatas chips. O platos típicos de la cocina mediterránea: calamares rebozados, aros de cebolla, croquetas, pescadito frito, empanadillas de atún, torrijas, pan frito, café torrefacto o café soluble instantáneo.

- Evita tostados como galletas, biscotes, crackers o tostadas, si bien es cierto que la intensidad del tostado hará variar la cantidad de acrilamidas. Cuanto más intenso sea el color (más marrón o pardo), más acrilamidas se formarán.

- Los alimentos ahumados, como el salmón o la trucha, los diferentes tipos de embutidos, como el jamón, los quesos o las cervezas, entre otros, son los alimentos más ricos en HAP de nuestra dieta.

- Los aceites de semillas son auténticos venenos incluso en crudo, no los consumas.

- Cocina con poco aceite y a baja temperatura, mejor añadir el aceite en crudo después. Y cuando cocines con él, añade romero para evitar la oxidación.

- Si haces barbacoas, coloca una pizarra entre los alimentos y las brasas, y no utilices carbón ni líquidos inflamables o pastillas de parafina para encender el fuego.

- Si te apasiona el aroma del humo o ahumado, existen opciones que no aportan HAP, como, por ejemplo, el humo líquido natural del que se han retirado las sustancias nocivas y que da a los platos ese toque de sabor a leña tan agradable. Se debe vigilar que no lleve propilenglicol o el conservante BHA, un antioxidante artificial que podría ser carcinógeno.

Utensilios que nos pueden intoxicar e inflamar

✓ Utensilios hechos de plástico, sobre todo los tápers o siliconas para horno o microondas, que dejan dímeros o microplásticos en los alimentos que los contienen.

✓ Utensilios de aluminio, metal muy habitual en sartenes

y ollas o cazuelas, pero relacionado con depósitos de este material en el cerebro de pacientes con alzhéimer.

✓ Utensilios de cobre muy bonitos para decorar, pero poco interesantes para cocinar, ya que con ácidos o altas temperaturas fácilmente transfieren cobre en excesivas cantidades a la comida, y esto puede ser grave para tu sistema inmunitario.

✓ Utensilios de esmalte y cazuelas de barro con recubrimiento, ya que este esmalte suele llevar plomo y las marcas no aseguran su estabilidad.

✓ Utensilios de hierro o hierro prensado, que también contaminan lo que cocinamos con el propio hierro, puesto que el hierro en exceso puede ser un problema para la salud de la microbiota; puede interesar a personas con anemia, pero nunca tendrás un control de la cantidad ingerida.

✓ Utensilios de acero inoxidable de baja calidad, los que no pasan la prueba del imán: si le acercas un imán y se engancha, significa que ese utensilio lleva aleación rebajada en hierro y, por tanto, no es interesante.

✓ Y, por último, utensilios con los revestimientos antiadherentes PTFE y PFOA. Cuando se rayan o simplemente por el tiempo de uso, contaminan con cientos de tóxicos tus comidas. Las sartenes con antiadherente sin aparentes rayaduras o daños pueden contaminar tus comidas con 9.000 nanoplásticos, así que si ves una rayada, por pequeña que sea la rayadura, multiplica por mucho esa cifra. Estas sustancias son contaminantes persistentes que no se destruyen con nada y que cuando entran en nuestro organismo nos dañan de diferentes formas, nos reducen la capacidad de desinflamación y la capacidad de regenerar el tejido óseo, nos provocan infertilidad, aumentan las probabilidades de accidentes cardiovasculares y empiezan a relacionarse con problemas neuronales.

Utensilios aconsejados para cocinar

- ✓ Utensilios hechos con acero japonés. No lleva cromo ni níquel. Para toda la vida y no intoxica los alimentos.
- ✓ Utensilios hechos con acero inoxidable libre de PFOA y PTFE, sin antiadherente. Requiere un poco de práctica para cocinar. No apto para alérgicos al níquel.
- ✓ Utensilios de titanio con revestimiento de zafiro, suelen llevar aluminio reciclado entre capas para que resulten más económicos.
- ✓ Los nuevos híbridos sin migración. Más caros pero con la última tecnología para que no se pegue nada.
- ✓ Utensilios de vidrio borosilicato 3.3. Inocuos pero frágiles, no valen para inducción. Es un gustazo ver cómo se cuecen los alimentos en las ollas de este material, hipnótico, como una chimenea.

Y no olvidemos con qué limpiamos los utensilios, las encimeras o los vasos y platos. Utiliza vinagre, jabones biodegradables o bicarbonato y limón. Algunas opciones que no intoxican, y nos permiten reciclar, son los utensilios de bambú o madera, que se han demonizado por ser porosos y poder albergar bacterias, pero basta con limpiarlos con limón o vinagre para que queden bien limpios e higiénicos.

¡Los procesados son tóxicos adictivos!

Los procesados son exactamente lo mismo que cualquier droga que causa dependencia, solo que disfrazados con piel de cordero ante la sociedad. Las madres y las abuelas, los padres y los abuelos ni se imaginan siquiera el riesgo que corren sus peques cuando les compran algún alimento ultraprocesado. ¡Cómo podrían sospechar nada, si se venden con total normalidad en los establecimientos de comida! Ignoran que esos pseudoalimentos actúan en el organismo igual que cualquier droga ilegal. Seguro que no compraríamos una droga ilegal a nuestros peques, ¿verdad?

Las enfermedades no transmisibles (es decir, las que no se contagian de persona a persona) representan el 75 % del gasto sanitario mundial. Y debe quedar claro que no hace falta estar obeso para padecer una enfermedad no transmisible ocasionada o provocada por los ultraprocesados.

Adictivos

El abuso del azúcar en las fórmulas industriales y en muchas recetas tradicionales es escandaloso y da igual que se pretenda disimular con sus homólogos también poco saludables: fructosas, melazas, siropes, agaves o jarabes de glucosa. Estos endulzantes producen cierto bienestar porque cuando se ingieren aumenta nuestro nivel de dopamina (la hormona de la felicidad), y la industria lo sabe y lo utiliza para su provecho.

Según los estudios, el abuso de la fructosa añadida es más dañino, pues se metaboliza produciendo grasa en el hígado (hígado graso), niveles altos de insulina en ayunas, triglicéridos elevados, desarrollo de síndrome de abstinencia y umbral de tolerancia elevado, además de que no suprime la hormona del hambre. Por estas razones podemos afirmar que la fructosa es la responsable de los principales desequilibrios que se producen cuando se consumen ultraprocesados.

La industria tiene cuatro aliados para conseguir adictos a sus productos: la cafeína, el azúcar, la sal y la grasa. Los combina para que los grados de satisfacción y de adicción sean elevados. Así, elabora galletas, postres, pizzas, pasta precocinada o patatas chips con la combinación perfecta para seducir a nuestro paladar y nuestro cerebro.

Estos alimentos contienen grasa, carbohidratos y azúcar, una mezcla ya de por sí adictiva, pero si, además, añadimos sal, el éxito está servido. Por eso cada vez hay más consumidores de alimentos ultraprocesados a pesar de las advertencias de médicos y nutricionistas sobre su peligrosidad.

La cafeína es un caso aparte. Para la industria alimentaria carece de interés, pues no puede utilizarla tan liberalmente en sus inventos. Los niños no la consumen y eso les haría perder ventas en ese sector. Pero la repostería que mezcla los cuatro ingredientes sí tiene éxito entre los adultos, que se enganchan a postres, helados o bollería con sabor a café o elaborados con café, además de la grasa, el azúcar y la sal. Pero la industria alimentaria ya está trabajando para mejorar la aceptación del sabor entre los más jóvenes y elabora productos para ellos con sabor a café, pero sin cafeína. Ha empezado a recoger el fruto de sus esfuerzos, pues cada vez hay más consumidores jóvenes que eligen estos productos. Por otro lado, muchos adultos no dan importancia a que sus hijos beban refrescos que sí contienen cafeína.

La industria se justifica con el pobre argumento de que todo está en las cantidades, de que se puede comer de todo en una dieta equilibrada; pero ese argumento deja la cantidad que se consume a criterio del consumidor, a sabiendas de que, una vez enganchado, este irá aumentando la dosis sin darse cuenta y sin poder evitarlo.

Otra estrategia de la industria consiste en infravalorar los informes (anecdóticos pero relevantes) que revelan que los niños adictos al azúcar muestran los mismos síntomas cuando se les corta el suministro que los drogadictos cuando dejan de consumir opiáceos. Considera que son casos puntuales.

Y en cuanto a los estudios en roedores que demuestran respuestas compatibles con el síndrome de abstinencia cuando se les retira el azúcar al que se los ha acostumbrado, como la irritabilidad, la depresión, los antojos o los atracones, la industria argumenta que no pueden tenerse en cuenta, ya que los humanos no son roedores y no tienen por qué experimentar tal síndrome de abstinencia.

Son los mismos argumentos de las tabacaleras cuando trataban de desmentir los efectos dañinos que el tabaco producía en los fumadores o de los estudios sobre el vino o la cerveza para normalizar su consumo «con sentido común», algo muy poco preciso que puede ser tan variable como personas existen.

Suplementos de ayuda

Los suplementos se convierten en auténticos aliados para conseguir nuestros objetivos, aunque no vale cualquier suplemento, pues tienen que estar bien formulados y tener sentido. Por ejemplo, la cúrcuma a nivel culinario no tiene apenas fuerza para que nos beneficien sus propiedades antiinflamatorias, se absorbe muy mal. En cambio, un suplemento de cúrcuma bcm-95 liposomada sí tiene potencia y sentido para que nos ayude a desinflamarnos sin tirar el dinero.

Siempre aconsejo que te dejes asesorar por un especialista en el campo de la suplementación para que escoja los productos adecuados para cada caso y las marcas o formas seguras y eficaces.

Suplementos imprescindibles

Magnesio

Una recomendación habitual es tomar 300 mg en forma de bisglicinato o malato. Imprescindible para tener una buena salud en general y del sistema nervioso en este caso. Pero existen otros transportadores de magnesio, como el treonato, el mejor para la salud neuronal en situaciones de estrés y ansiedad con falta de foco o concentración. También se están demostrando resultados positivos en estudios con ratones sobre la enfermedad de Alzheimer, pues reduce el estrés oxidativo cerebral.

Vitaminas del grupo B

Mejor liposomadas o metiladas para asegurarnos de que las aprovechamos. La liposomada siempre es mi opción inicial, pero hay personas con una condición hepatogenética que provoca que no puedan realizar de forma adecuada los pasos bioquímicos necesarios para aprovechar bien el metabolito final de las vitaminas B, sin que se puedan beneficiar de sus cualidades necesarias para una buena salud general. Estas personas son metiladoras lentas, suelen ser muy perfeccionistas y ordenadas y no les suelen gustar los cambios de última hora. Las liposomadas serán para el resto de las personas, incluso, y sobre todo, las que tengan un problema de inflamación intestinal con dificultades para la absorción o desnutrición. Si tenemos un buen aporte de estas vitaminas es más difícil enfermar por cualquier causa.

Vitamina C

Se necesitan 1.000 mg de vitamina C en forma de ascorbato para no irritar las mucosas. Cuanta más agresividad ambiental o tóxica nos rodea, más vitamina C necesitamos. Además de aumentar por encima de las recomendaciones oficiales los niveles aconsejados, debemos tener en cuenta el estrés, si vivimos en un lugar con aires más o menos limpios, si fumamos o somos fumadores pasivos, si comemos pocas o muchas verduras o si nuestro sistema inmunitario es más o menos fuerte. En invierno recomiendo asegurar estos 1.000 mg de vitamina C, al menos.

En personas con hipercolesterolemias se debe tener muy en cuenta la alteración genética por LpA y las Apo B elevadas en analíticas, que son los verdaderos indicadores de riesgo cardiovascular, aunque no los únicos. En estos casos los requerimientos de vitamina C aumentan a 2.000 mg diarios, como mínimo. Esto se debe a que son personas con predisposición a tener accidentes cardiovasculares, y esta dosis de vitamina C ayudará a proteger el endotelio vascular porque la vitamina C actuará para aumentar la producción de colágeno y así disminuir la probabilidad de daño vascular.

DL-Fenilalanina

Es fundamental para tener un buen estado de ánimo; de hecho, ya hay estudios y planteamientos en algunos países para utilizar el catabolito en orina de este aminoácido como marcador para determinar la depresión. Unos niveles bajos de fenilalanina suponen estar más cerca de la depresión o en un estado anímico precario o sentirnos *down*. Y si te han dicho que tienes lo que anteriormente se llamaba síndrome de intestino irritable (ahora SIBO o disbiosis), este suplemento puede ser de ayuda para completar el tratamiento dietético y el resto de los suplementos que te harán mejorar, como verás más adelante en este libro. Se puede tomar un suplemento de DL-Fenilalanina de 500 a 1.500 mg al día o más si tu especialista integrativo así lo indica.

DHA/EPA

Se aconsejan cápsulas de 1.000 mg (ácido docosahexanoico). Con cápsulas de omega-3 que provengan del kril o de pescados pequeños azules o de algas. Cuatro cápsulas de 1.000 mg en días alternos con la comida serían suficientes para conseguir efectos en el inflamosoma. Los principales beneficios del omega-3 son que mejora la capacidad antiinflamatoria, la capacidad mental y el sistema nervioso. Incluso existen estudios que indican que se deberían ingerir 4 g de omega-3 todos los días para conseguir un resultado óptimo. No uses suplementos de omega-3 o DHA o EPA que no tengan certificado IFOS, un sello de calidad y seguridad.

Entre las opciones comentadas, debo decir que escojo en función del objetivo. Por ejemplo, si quiero mejorar la piel, utilizo un suplemento de EPA; si por el contrario quiero mejorar el estado de desarrollo en el embarazo y la lactancia, utilizo DHA; y en los casos de neuroinflamación o un estado de inflamación sistémica general, y siempre que no haya procesos inflamatorios por histaminosis, recurro al kril debido a que su composición de fosfolípidos resulta mucho más efectiva para atravesar la barrera intestinal y hematoencefálica.

Es mucho más inteligente utilizar siempre que sea posible los pescados pequeños de la dieta como fuente de omega-3 y el kril en suplementación.

La vitamina E

En forma de D-alfa tocoferol es fundamental no solo para frenar la oxidación en exceso y por tanto el envejecimiento prematuro, sino para mejorar la salud intestinal; un suplemento de 400 UI al día sería suficiente. Es una de las vitaminas imprescindibles para tener una salud óptima y una de las que menos se ingiere al seguir dietas bajas en grasa y sin consumo de casquería.

La coenzima NADH

La coenzima NADH (dinucleótido de nicotinamida y adenina) está implicada en el circuito energético del organismo. Un comprimido de 10 mg al día podrá ayudarnos a mitigar la fatiga y la falta de equilibrio energético en nuestras mitocondrias (zonas clave para producir energía).

La coenzima Q10

En forma de ubiquinol con una dosis de, al menos, 100 mg por toma sería otro suplemento importante para ayudar a mejorar la energía. La Q10 se produce en nuestras mitocondrias, en todas las células del cuerpo, y es básica para tener energía y que nuestro cuerpo se recupere durante un esfuerzo y después del mismo. También reduce el daño producido por los radicales libres. Pero ya puedes tomar suplementos caros con mucha Q10 que si no tienes unos niveles adecuados de selenio no servirá para casi nada. A continuación, mira lo que sucede cuando los niveles de selenio son adecuados.

Selenio

Este mineral tiene importantísimas implicaciones en numerosos procesos orgánicos. Por poner un ejemplo, está implicado en 25 genes que necesitan este mineral para expresarse bien. Si tenemos déficit de selenio y vitamina E, es más fácil padecer cáncer, el tiroides depende del selenio para poder realizar bien sus funciones, y si no tenemos suficiente selenio nuestro estado de ánimo empeora y podemos sentirnos deprimidos o tristes. Este mineral reduce la velocidad a la que envejecemos y es útil en la menopausia. La mejor forma de suplementarse con selenio es hacerlo con un suplemento orgánico en forma de seleniometionina. En un estudio sueco realizado con 400 hombres y mujeres de setenta años quedó demostrada la eficacia de la combinación de 200 µg/día de selenio y 200 mg/día de coenzima Q10 la regulación positiva del envejecimiento. Uno de los valores de senescencia vascular y de riesgo cardiovascular, el I-CAM, se reguló positivamente, lo que mejoró la esperanza de vida y la concentración de los participantes en el estudio.

Cúrcuma

Existen diferentes formatos de cúrcuma. El principal problema de la cúrcuma es la biodisponibilidad o, lo que es lo mismo, la facilidad para que se absorba y la podamos aprovechar verdaderamente. La cúrcuma que ha sufrido una fermentación bacteriana presenta mayor biodisponibilidad (Ravindranath y Chandrasekhara, 1981) al aumentar su absorción y metabolización hasta un 60 % (Shaik *et al.*, 2009). Este tipo de cúrcuma puede verse en sangre hasta setenta y dos horas después de su ingesta, mientras que los mejores suplementos del mercado suelen permanecer entre cuatro y seis horas tras su ingesta. Siempre se debe consumir con comida para mejorar su absorción, ya que las grasas ayudan a que sus principios activos penetren mejor. La cúrcuma liposomada puede aumentar su biodisponibilidad de forma contundente, y resulta imposible conseguir estos resultados con la cúrcuma alimentaria en la cocina.

Lo ideal sería utilizar estos suplementos solo durante los periodos de estrés o de mucha fatiga después de procesos víricos u oncológicos y con personas afectadas por fatiga crónica o síndrome de disautonomía central. Se recomienda hacer tandas de tres meses y descansar quince días entre tanda y tanda, o siguiendo las indicaciones de tu especialista en medicina integrativa o nutricionista de confianza.

Germanio coloidal

Se encuentra de forma natural en el áloe vera, el ajo o el ginseng. Aún es poco conocido, pero es muy prometedor y sus beneficios van en una línea antiinflamatoria y reguladora del envejecimiento. Se muestra como regulador del sistema inmunitario, potenciador de los *natural killers*, nuestros geos del sistema inmunitario, además aumenta la gestión o catalización del peróxido de hidrógeno al reducir la oxidación o el estrés oxidativo. Incluso se está utilizando en diferentes tumores con resultados interesantes por su capacidad antimetastásica.

En el campo de la neurociencia, el germanio se está descubriendo como un neuroprotector en casos de deterioro cognitivo, párkinson, alzhéimer o isquemia cerebral, puede reducir los niveles de malondialdehído, un tóxico que afecta al hipocampo, lugar en el que se efectúan los procesos de memoria y aprendizaje. También reduce la peroxidación, evitando la inflamación por sustancias reactivas al oxígeno, protegiendo así las membranas celulares del cerebro. El germanio puede, al igual que la creatina en forma de monohidrato, reducir los efectos negativos del insomnio.

Enzimas

La ventaja de utilizar enzimas para reducir la inflamación es que carecen de efectos secundarios, se pueden combinar con cualquier medicamento antiinflamatorio y son adecuadas para las personas sensibles a medicaciones. Se toman fuera de las comidas y a veces en altas cantidades. Es fundamental escoger enzimas vegetarianas para que no pierdan efectividad, ya que funcionan mejor en diferentes pH del estómago. Si las tomamos con las comidas notaremos que mejoran las digestiones, reducen la sensación de saciedad o digestión lenta, disminuyen los eructos, reducen los gases posingesta y mejoran el tránsito intestinal.

Como verás más adelante, en el capítulo sobre la disbiosis, las enzimas pueden tener un papel relevante en la mejora de los resultados del tratamiento, y si hay un SIBO es posible que tengamos que optar por suplementos de enzimas que estén formulados con bilis de buey.

Hidroxitirosol

Es un polifenol que se obtiene del aceite de oliva. Tiene propiedades antiinflamatorias muy interesantes, ya hay estudios realizados con resultados positivos en artritis, pero se utiliza para inflamaciones agudas en general; también mejora el estado cardiovascular protegiendo de accidentes cardiovasculares. Esto se debe a que disminuyen unas moléculas llamadas «moléculas de adhesión», muy pegajosas, y que son las más dañinas en relación con los accidentes vasculares. La suplementación con hidroxitol proporcionó menor expresión de las moléculas E-selectina, MCP-1, ICAM-1, VCAM-1 y F4/80 en comparación con el grupo control estudiado, por tanto, se redujo el riesgo de infarto o isquemia. Además, aumenta los niveles de colesterol bueno o HDL.

La tolerancia a dosis altas, con 30 mg/día, es buena, y los resultados son mejores. Lo sorprendente es que en un estudio en el que se suministraron 45 mg de hidroxitirosol a voluntarios con hiperlipemia leve o hipercolesterolemia no solo mejoraron los valores lipídicos, sino que, además, se multiplicaron por dos los niveles en sangre de vitamina C.

Regaliz

Es una de mis plantas más utilizadas al formular mezclas herbáceas por sus beneficios antimicrobianos, antiparasitarios, antivirales, antitusivos, inmunoestimulantes, antioxidantes, antiinflamatorios y anticancerígenos. Ayuda asimismo en los procesos de gestión estrogénica en la mujer que tiene predisposición genética para gestionar mal sus hormonas y desarrollar más fácilmente problemas. Posee actividades hepatoprotectoras, anticoagulantes, antidiabéticas y espasmolíticas. No es extraño que el extracto de regaliz produzca efectos antiinflamatorios, ya que contiene corticoides naturales (glucocorticoides). Por ello, la dosis la debe fijar un profesional, que adecuará el tratamiento a cada paciente y al motivo por el cual necesita su consumo, ya que no debe combinarse con algunos anticonceptivos orales o corticoterapia.

Es cierto que tiene fama de subir la tensión, pero los estudios demuestran que se necesitan más de 15 g diarios para que esto suceda. Una cantidad más precisa equivale a de 0,015 a 0,229 mg/kg de peso corporal/día (Isbrucker *et al.*), y, aun así, las personas sensibles la pueden tomar desglicirrizada para que no tenga efectos hipertensivos.

Uno de sus principios activos, la isoliquiritigenina, puede inhibir los receptores de N-metil-D-aspartato (NMDA) alterados en varios tipos de demencias, y el resultado es similar al demostrado por la memantina, un importante fármaco sintético que se utiliza contra el alzhéimer.

Agua hidrogenada

El agua hidrogenada es simplemente agua natural con moléculas de hidrógeno añadidas. Es una unión débil y, por tanto, no es muy estable, pero si se consume adecuadamente puede ejercer efectos positivos en el organismo. Presenta propiedades antioxidantes, antiinflamatorias y antiapoptóticas (antitumorales); mejora, entre otros aspectos, los niveles lipídicos, la resistencia en deportistas entrenados y el estrés oxidativo.

Faltan más estudios para tener evidencia sólida sobre sus

efectos en general y más en concreto sobre su efecto antiinflamatorio, pero después de variados ensayos *in vitro* y en animales, en el año 2020 se publicó un estudio coreano realizado en humanos en relación con su efecto antiinflamatorio. Se escogieron casi medio centenar de personas, la mitad tomó agua convencional, y la otra mitad, agua hidrogenada o enriquecida con hidrógeno. Después de cuatro semanas de un consumo de 1,5 litros de agua hidrogenada se redujeron las activaciones de células inflamatorias por parte de los genes implicados y, además, disminuyó el daño oxidativo.

Según un estudio elaborado en personas de los dos sexos mayores de setenta años, la toma durante seis meses de al menos seis vasos de agua hidrogenada supuso alivio del dolor, mayor fuerza del tren inferior (piernas y glúteos) y mejora metabólica cerebral.

También se ha visto cómo mejora una vía de detoxificación intracelular llamada NrF2, que influye para bien en la expectativa y calidad de vida del endotelio cardiovascular.

En casos de hepatitis B y hepatitis B cronificada, beber tres litros de agua hidrogenada al día mejora la inflamación del hígado al reducirse el estrés oxidativo.

En salud mental se ha observado que en pacientes con crisis de pánico y de ansiedad, después de tomar un litro y medio de agua hidrogenada durante tres meses, se redujeron todos los marcadores inflamatorios (IL-1β, IL-6, IL-12, TNF-α), mejorando el dolor y la salud en general.

En cuanto a los procesos oncológicos, después de una revisión de veintisiete artículos se determina que la administración de agua hidrogenada debe ser considerada seriamente por su capacidad de ayuda positiva en el tratamiento y la reducción de los tumores.

Más ayudas a favor de una longevidad saludable

Probióticos

Los suplementos probióticos basados en bifidobacterias (*Bifidobacterium lactis*, *Bifidobacterium longum*, *Bifidobacterium bifidum*, *Bifidobacterium adolescentis*, *Bifidobacterium infantis*) poseen la capacidad de mejorar las inflamaciones del tracto digestivo cuando existe tendencia a tenerlo inflamado. Se debe considerar que los suplementos probióticos se absorben mejor con el estómago en ayunas; mejor tomarlos antes de desayunar y esperar como mínimo diez minutos antes de ingerir cualquier alimento, o bien cuando ya ha pasado hora y media o dos horas después de cenar.

Los probióticos reducen la inflamación y mejoran la entrada y la formación de nutrientes y micronutrientes, desde los polifenoles hasta las vitaminas.

Podemos hablar de muchos tipos de lactobacilos o bifidobacterias con efecto antiinflamatorio muy recomendables y utilizados incluso en enfermedades inflamatorias intestinales, pero el probiótico estrella para reducir los daños y cambios de la microbiota a medida que envejecemos es *Akkermansia muciniphila*: con tan solo este suplemento conseguiremos resultados excelentes.

Veamos otros suplementos de micronutrientes estudiados contra la enfermedad del envejecimiento, como las sirtuinas, otro ejemplo de nutriente interesante. Son muchos los vegetales que activan las sirtuinas, unas enzimas que ayudan, entre otras acciones, a producir una óptima energía mitocondrial. Algunas de ellas son verdaderas sustancias de la juventud, y estas enzimas están vinculadas a NAD+, un dinucleótido derivado de la vitamina B3. Necesitan de esta vitamina para alcanzar niveles óptimos.

Ahora sabemos que es mejor suministrar al organismo dos suplementos que derivan de la vitamina B3 para tener resultados más contundentes: la nicotinamida ribósida (NR) y el mononucleótido de nicotinamida (NMN) mejoran los resultados, incluso del resveratrol.

Espermidina

Es una poliamina muy estudiada por su capacidad para estimular la autofagia o la eliminación de células que no funcionan bien o están estropeadas. Las células estropeadas no solo son dañinas por no poder realizar su trabajo, sino que producen sustancias reactivas (ROS) inflamatorias. O sea, podemos decir que son doblemente malas para un buen envejecimiento.

Senolíticos

Se están estudiando en forma de medicamentos y suplementos para reducir las células senescentes o células zombi, unas células que se desprograman y dejan de dividirse y de crecer, pero no mueren, lo que da lugar a problemas de degradación por contagio a las células que las colindan. Son capaces de ir contagiando o convirtiendo en zombis a las sanas, con lo que aumentan las posibilidades de que aparezcan tumores con mucha más facilidad.

Entre los suplementos con más acción senolítica encontramos la fisetina, presente en verduras y frutas como la fresa o el cacao; la apigenina del perejil o el apio, entre otros; la curcumina de la cúrcuma y la quercitina de las cebollas o las manzanas. En concentraciones adecuadas, todos ellos tienen efectos senolíticos.

El sol es imprescindible

Somos soldependientes. El sol es un gran promotor de vida y salud para el humano. La producción de vitamina D en nuestro organismo depende de él. Gracias a la acción de los rayos solares en la piel, producimos diferentes esteroles derivados de la vitamina D solar. Está claro que los humanos somos animales diurnos, y el sol nos ayuda, entre otras cosas, a reducir la inflamación de cualquier tipo si producimos esta vitamina D.

Lo malo es que no hay que relajarse con el sol, ya que puede hacernos mucho daño si no nos protegemos de las quemaduras, así que debemos regular nuestra exposición. El mejor consejo que se puede dar es tomar el sol sin protección, pero sin que la piel se queme o produzca eritema. Para hacerlo con seguridad debemos conocer bien cuáles son nuestros tiempos de exposición solar según nuestro tipo de piel. Y si nos quemamos, es importante aplicarse directamente gel de áloe vera para desinflamar y reparar el eritema solar con eficacia y rapidez.

Tomar el sol sin quemarnos mejora la calidad de nuestra piel, incluso con enfermedades dérmicas como el vitíligo, la psoriasis o la rosácea. Muchas personas presentan intolerancia al sol después de haber estado una temporada ocultos del astro rey; en ese caso se debe empezar a exponer la piel muy lentamente para recuperar la tolerancia.

Estar expuestos al sol aumentará nuestra serotonina, y cuanta más serotonina generemos de día, más melatonina generaremos de noche. Los niveles altos de melatonina favorecerán la calidad del sueño e incluso podrán corregir el insomnio.

El sol es el mejor antidepresivo natural que existe; de hecho, cada año, al acercarse el otoño y reducir las horas solares todos los humanos sufrimos un pequeño o no tan pequeño bajón anímico. Todo lo contrario de lo que sucede en el equinoccio de primavera, momento en el que nos encontramos más felices.

El sol es tan importante para nosotros que, según los últimos estudios, puede evitar el riesgo cardiovascular y fracturas óseas por osteoporosis.

Veamos primero los beneficios que el astro rey o el señor Lorenzo tiene para nuestra salud:

- Mejora algunas enfermedades dermatológicas, como la psoriasis, la dermatitis o el vitíligo, por su efecto antiinflamatorio.

- Mejora la circulación sanguínea.

- La exposición al sol durante periodos breves (con diez minutos basta) facilita la cicatrización de las lesiones.

- Genera vitamina D. Al recibir las radiaciones ultravioletas, la piel produce vitamina D, que será metabolizada en los riñones para transformarla en su forma activa, vital para la absorción y fijación del calcio en los huesos. La vitamina D es fundamental también para la mineralización de los dientes.

- Ayuda a prevenir y controlar el acné.

- Aumenta las defensas del organismo, ya que incrementa el número de glóbulos blancos en sus dos líneas, neutrófilos y linfocitos.

- Metaboliza el colesterol. Nos ayuda a equilibrarlo.

- Reduce la presión arterial. Al dilatarse las arterias, disminuye la cantidad de sangre concentrada en los órganos. Esto baja la presión arterial, lo que es ideal para los hipertensos.

- Los rayos ultravioleta regulan la producción de melatonina, la hormona que ayuda a definir los ciclos de sueño. La luz solar reduce sus niveles, lo que nos ayuda a sentirnos más despiertos.

- Beneficia el estado de ánimo, ya que estimula la síntesis de serotonina, una sustancia relacionada con el bienestar.

Pero ¡cuidado con aplicarse cualquier crema protectora! Los productos químicos de protección solar son potentes disruptores endocrinos. Los protectores solares químicos no solo hacen lo contrario de lo que promocionan, sino que muchos artículos de revistas publicados hoy revelan que estos productos químicos también provocan cambios dañinos en los animales en los que se han testado. Estas cremas están clasificadas como químicos disruptores endocrinos, y muchos de los químicos de protección solar utilizados son estrógenos, antiestrógenos, testosteronas y antitestosteronas potentes. De hecho, las benzofenonas y los salicilatos, de uso muy común, demuestran una mayor actividad antiandrogénica que la flutamida, el fármaco antiandrógeno administrado a pacientes con cáncer de próstata para detener la influencia de la testosterona en un esfuerzo por frenar el crecimiento del tumor.

Por otro lado, la mayoría de los envases de estas cremas están llenos de PFA, compuestos fluorados permanentes que producen graves problemas de salud, que, además, se combinan con pequeñas dosis de sustancias químicas de las propias cremas protectoras. El resultado es un cóctel explosivo para nuestra salud, mucho más peligroso que uno solo de estos químicos en mayor cantidad.

Según una revisión sistemática o metaanálisis elaborado con todos los estudios que valoraban si las cremas químicas protectoras solares reducían o no los tumores de piel, ninguno de ellos demostraba con solidez que dichos protectores tuviesen un claro efecto positivo.

De hecho, estudios recientes han concluido que la mejor protección solar para la piel es tener una buena dosis de antioxidantes en la dieta; se han llevado a cabo investigaciones con un tipo de coenzima Q10 llamada mitoquinona que tendría efectos muy protectores contra el fotoenvejecimiento que provoca el cáncer de piel. Lo sorprendente es que esta mitoquinona no protege la piel de los supuestos culpables de los melanomas, los UVA y UVB, que en realidad llegan con poca incidencia a la atmósfera, tan solo alrededor de un 4 % de los UVA y UVB emitidos por el sol. La responsable de dañar nuestras pieles es la llamada «radiación infrarroja cercana» o NIR (del inglés *near infrared radiation*). Estas radiaciones llegan en una cantidad del 47 % a nuestra atmósfera y penetran hasta 30 milímetros en nuestra piel, más profundamente que los UV. Afectan a las mitocondrias, las dañan y se crean sustancias reactivas muy perjudiciales e inflamatorias llamadas ROS, las responsables de estropear la elastina y el colágeno de la piel produciendo fotoenvejecimiento y cáncer de piel.

Las cremas de filtros físicos o minerales para la piel están poco estudiadas, y los escasos estudios realizados son modestos respecto a la protección de la radiación cercana infrarroja. La industria textil también está aplicándolos en la ropa, y los estudios de refractancia parecen indicar que los filtros minerales que se aplican en textiles serían adecuados para protegernos de estas dañinas radiaciones hasta un 95 %.

Mientras no tengamos datos más contundentes se impone ser prudentes, escoger cremas de filtros físicos en vez de químicos para la piel, consumir una dieta con mucha densidad de antioxidantes y exponernos al sol con regularidad todo el año pero sin quemarnos. Si nos quemamos, deberíamos aplicarnos áloe vera lo antes posible, ya que cura eficazmente los eritemas provocados por los rayos solares. En un estudio en el que se comparó el gel de áloe con un gel de hidrocortisona al 1 % se obtuvieron resultados mejores con el áloe.

Veamos varias opciones para mantener la piel lo más sana y preparada posible ante los agentes estresores habituales.

Aplicaciones tópicas

En caso de padecer afecciones o enfermedades inflamatorias de la piel, además de ayudar de forma integral con la alimentación, también podemos hacerlo con aplicaciones tópicas directamente sobre la zona afectada. Pero ¿qué podemos utilizar? Veamos algunos ejemplos.

Aceite de jojoba

Para las personas que pueden sufrir alteraciones dérmicas como dermatitis seborreica, psoriasis, acné o rosácea, la jojoba es idónea.

Las características de su composición lo hacen casi un clon de la grasa dérmica o sebácea que se absorbe con mucha facilidad sin dejar residuos, y esto tiene un efecto comodín, ya que puede servir tanto para pieles grasas como para pieles secas o pieles mixtas: las zonas secas se hidratarán y enriquecerán de grasa con facilidad y las zonas grasas recibirán el aceite vegetal, haciendo que el cuerpo no fabrique más en esa zona.

Por si fuera poco, a sus propiedades antiinflamatorias, que reducen sustancias inflamatorias como las prostaglandinas E2 y la infiltración de neutrófilos, se suma su capacidad de mejorar la cicatrización de heridas, ya que, al potenciar la síntesis de colágeno, se acelera la curación.

Aceite de ricino

Cuando otros aceites no han tenido el efecto deseado, el de ricino ha sorprendido por sus buenos resultados. Tiene la ventaja de que es eficaz en poca cantidad utilizándolo en el cabello o, para la piel, mezclándolo con el aceite de coco, de almendras o la crema de karité.

Se obtiene con el prensado de las semillas de ricino (*Ricinus comunis L.*). El principal productor es la India, aunque China, Estados Unidos, Brasil y África también lo producen. Se utiliza en la industria química y cosmética de forma amplia y constante.

Fijémonos en cómo el aceite de ricino ha ido produciendo, de forma espectacular, en los últimos veinticinco años, estudios debido al interés por sus características. No solo se puede utilizar en cosmética: su uso como combustible para sustituir el diésel es lo que más interés despierta.

El aceite de ricino prensado en frío es más claro y contiene menos yodo que el refinado, pero conserva mejor las propiedades que buscamos, si bien puede ser más alergénico para algunas personas, pues conserva las lectinas y albúminas que no tendrían las versiones refinadas.

Las propiedades que se le atribuyen tienen que ver con su principal componente, el ácido ricinoleico, que, con el otro componente, el ácido undecilénico, puede:

- Hidratar la piel y evitar las arrugas faciales.
- Prevenir infecciones por virus, bacterias y hongos.
- Reducir la inflamación de la piel.
- Ayudar a acabar con la queratosis.
- Curar o mejorar el acné.
- Reducir los picores de la piel.
- Mejorar las quemaduras solares.
- Combatir las alergias y erupciones cutáneas.
- Aliviar el dolor.

Hay un estudio que le atribuye la propiedad de quitar los melasmas o manchas de la piel que pueden formarse por causas hormonales o por culpa del sol. Se trata de aplicar, durante un minuto, el aceite de ricino en la mancha, evitando así los costosos tratamientos y técnicas que se utilizan para eliminar estas manchas molestas y antiestéticas, que pueden hacer que nos gastemos más de cuatrocientos euros.

Recuerda que si utilizas el aceite de ricino para eliminar una hiperpigmentación o melasma, debes tener paciencia. Si el aceite de ricino orgánico —¡y sin hexano!— te da problemas de inflamación o irritación, deberías probar el refinado, pues quizá presentes una alergia a alguno de los componentes del aceite virgen prensado en frío.

Aceite de oliva virgen extra (AOVE)

Nuestro tesoro. El aceite de oliva para fines cosméticos o de belleza ya se utilizaba en la época de los griegos, pero no se tenían tantos conocimientos como hoy en día, aunque entonces la calidad del aceite fuera, probablemente, sublime, pues no había productos tóxicos añadidos al aceite final.

Diferentes estudios han demostrado los beneficios de los componentes del aceite virgen extra de oliva, como los ácidos cafeico y ferúlico, tirosol e hidroxitirosol, verbascósido y oleuropeína, en enfermedades inflamatorias de la piel, con efectos microbianos, en la cicatrización de heridas, además de las propiedades antimelanoma de los compuestos fenólicos y su potencial como agentes protectores solares.

Un estudio con ratones, que se llevó a cabo para ver la capacidad de protección contra el cáncer de piel que tenía el aceite de oliva extra (AOVE), concluyó que los ratones que habían sido expuestos a radiaciones intensas y a los que se había aplicado aceite de oliva en la piel desarrollaron menos casos de tumores que los que no se habían protegido con AOVE.

Estas son algunas de las propiedades por las que el aceite de oliva es una buena opción para la piel y puede ser interesante en casos de acné, siendo incluso más rápido para revertirlo que otras formas de medicamentos.

Propiedades para la piel del AOVE

Su composición es de un 98 a un 99 % de triglicéridos en forma de monoinsaturados (oleico principalmente), con una ligera cantidad de saturados y una cantidad adecuada de poliinsaturados y de un 1 a un 2 % de componentes menores: alfa-tocoferol, compuestos fenólicos, carotenoides, escualeno, fitoesteroles y clorofila. Estos le confieren las siguientes propiedades:

- ✓ **Es cicatrizante.** Los fibroblastos son células de la piel esenciales en el mantenimiento de la integridad de los tejidos, y la homeostasis es crucial para tener una buena reparación o cicatrización de la piel ante heridas de cualquier tipo. Los fibroblastos son responsables de descomponer el coágulo de fibrina y de la producción de colágeno y elastina para formar la matriz extracelular que participa en la formación del nuevo tejido.

- ✓ **Es antioxidante.** Tiene polifenoles antioxidantes que neutralizan los efectos del sol. Estos antioxidantes ayudan a mantener la piel húmeda en todo momento. El acné se cura más rápido cuando la piel está húmeda en comparación con la piel seca. Aunque es posible que el acné se cure cuando la piel está seca, quedarán algunas cicatrices y manchas de acné.

- ✓ **Es antibacteriano.** Contiene propiedades antibacterianas. Dado que las bacterias pueden empeorar la condición del acné en la cara, sus propiedades antibacterianas evitan que el acné empeore debido a infecciones bacterianas. Esto facilita aún más que la cura del acné.

- ✓ **Es antiinflamatorio.** Tiene propiedades antiinflamatorias y, por tanto, puede ayudar a detener la inflamación en la cara. Esto es importante porque también evita que el acné se vuelva infeccioso.

- ✓ **Es exfoliante de la piel.** Los exfoliantes para la piel hechos de aceite virgen extra puro se encuentran entre los mejores exfoliantes para sanar el acné. Ayudan a destapar los poros, a eliminar las células muertas y a mejorar la circulación sanguínea. El exfoliante realizado con este aceite también ayuda a reducir las cicatrices del acné.

El aceite de oliva en la piel es capaz de reducir las sustancias reactivas al oxígeno o ROS, responsables de la inflamación.

Una mezcla de aceite de oliva con zumo de limón, según algunos remedios tradicionales, puede ayudar a eliminar las manchas de la piel. El zumo de medio limón con dos cucharadas de aceite de oliva extra virgen, aplicado por la noche sobre las manchas, puede disminuir o incluso hacer desaparecer las manchas solares u otras de la piel del rostro.

Otro remedio popular para hidratar la piel en este caso es mezclar cera de abeja con aceite de oliva: 6 cucharadas de aceite de oliva extra virgen con 5 cucharadas de cera de abeja calentada al baño maría, removemos para unificar los componentes y dejamos enfriar hasta que quede una crema sólida.

Manteca de karité

Un clásico. Proveniente de las nueces de karité, típicas de África occidental, se obtiene con ellas una cremosa pasta blanca que se utiliza como base de numerosos productos naturales para la cosmética.

Las propiedades de la manteca de karité son:

- Es antiinflamatoria y curativa.
- Es emoliente y humectante.

- Es antienvejecimiento. No está claro el mecanismo por el que tiene esta propiedad, se sospecha que puede generar nuevo colágeno y eliminar lo que está degradado.

3

Disbiosis intestinal

La disbiosis es una desregulación del equilibrio entre los microorganismos bacterianos, víricos y fúngicos del intestino; se desequilibran en cuanto al número o la diversidad. Las consecuencias generales serán dolor abdominal, hinchazón, gases, diarrea y estreñimiento; estos no son los únicos, pero son los principales síntomas de la disbiosis.

En una disbiosis se producirá una malabsorción, deficiencias de nutrientes, anemia e hipoproteinemia. El aumento de la permeabilidad de los lipopolisacáridos o transportadores del intestino, que estimula la respuesta inflamatoria y produce inflamación crónica, se ha identificado como la principal causa del crecimiento excesivo de microbios en el intestino.

Los síntomas más frecuentes de la disbiosis son:

- Distensión abdominal
- Diarrea y estreñimiento
- Migrañas
- Ansiedad
- Reacciones adversas ante la ingesta de ciertos alimentos
- Gases y meteorismo
- Problemas con la concentración
- Fatiga crónica

Existen más de 160 especies de microorganismos en nuestro sistema digestivo. Entre ellas, las más abundantes son las familias de *Firmicutes* y *Bacteroidetes*, que representan el 90 % de las familias del intestino, y de *Firmicutes* se tienen descritos más de doscientos géneros.

Aunque no todo el mundo lo sabe, en los intestinos tenemos virus. Los más estudiados son los bacteriófagos, encargados de mantener a raya muchas bacterias; de hecho, en algunos países se utilizan ciertos tipos de bacteriófagos para tratar infecciones de bacterias resistentes.

Y, por supuesto, no podemos olvidarnos de las familias de hongos. Las cándidas son las más conocidas por su facilidad de producir problemas cuando se consumen más hidratos de carbono de la cuenta.

Bacterias, virus y hongos, los tres tipos de microorganismos, se necesitan y son felices en sincronía. Por ejemplo, algunas bacterias como *Prevotella* y *Ruminococcus* fermentan los azúcares que produce el hongo cándida. Y otras bacterias aprovechan esa fermentación para producir metano o dióxido de carbono, como la bacteria *Methanobrevibacter*.

Una disbiosis mal tratada, o no tratada, con el tiempo puede conducir al desarrollo de la enfermedad inflamatoria intestinal, el síndrome del intestino irritable y enfermedades metabólicas como diabetes, obesidad y alergias.

En función de cómo se desequilibra la microbiota se producen los diferentes tipos de disbiosis:

- SIBO (crecimiento excesivo de las bacterias del intestino delgado).

- ISO (crecimiento excesivo de las bacterias reductoras de sulfato).

- LIBO (crecimiento excesivo de las bacterias del intestino grueso).

- SIFO (crecimiento excesivo de los hongos del intestino delgado).

- IMO (crecimiento excesivo del metanógeno intestinal).

Las causas más habituales de que se produzca una disbiosis son variadas, pero las que observo en consulta con mucha frecuencia son el uso de antibióticos, ya sea por ser pautados de forma innecesaria o por ser pautados durante demasiado tiempo, y los desórdenes emocionales, como estrés crónico, ansiedad, luto o depresiones leves o moderadas.

SIBO (CRECIMIENTO EXCESIVO DE LAS BACTERIAS DEL INTESTINO DELGADO)

Cuando tienes SIBO, produces un exceso de hidrógeno debido a la fermentación de los carbohidratos consumidos. Las bacterias características del crecimiento excesivo de bacterias en el intestino delgado incluyen *Streptococcus staphylococcus*, *Bacteroides* y *Lactobacillus*. Entre los patógenos de la familia *Enterobacteriaceae*, se observa principalmente un aumento en el número de bacterias de los géneros *Escherichia*, *Klebsiella* y *Proteus*. Los problemas gastrointestinales generales son dolor abdominal, hinchazón, gases, diarrea y deposiciones irregulares.

Todos estos procesos tienen un común denominador: la alteración del pH del tracto digestivo en general, pero del estómago en concreto. En el momento en que el estómago pierde acidez se producen cambios de pH en el resto del tracto digestivo, es entonces cuando tenemos un desplazamiento y desequilibrio de las poblaciones microbianas.

El motivo por el cual se altera el pH del estómago es principalmente un choque de trenes o, en concreto, un conflicto entre nuestros sistemas simpático y parasimpático.

Cuando padecemos estrés o un conflicto emocional, nuestro sistema simpático se activa en modo de resolución de conflicto, es decir, el cerebro intenta buscar una solución o una vía de escape de lo que lo acecha o preocupa. Esta sobreactividad conlleva un aumento de la presión arterial, de la frecuencia de la respiración y de las pupilas, y, esto es lo importante, la reducción de los jugos gástricos.

Si se reducen los jugos gástricos, hay menos ácido clorhídrico, y entonces los alimentos salen del estómago mal digeridos y poco a poco se va desregulando todo el resto del pH intestinal.

En el duodeno no hay demasiada actividad bacteriana. En este tramo vive entre otros el *Helicobacter pylori*, un microorganismo que se mantiene en perfecta convivencia con el resto de las bacterias y que ayuda a modular la inflamación y el sistema inmunitario, tal y como se sugiere en un estudio elaborado en la unidad de gastroenterología de la Universidad de Turín.

Estoy en total desacuerdo con que se erradique esta bacteria, excepto si se trata de un paciente con gastritis crónica asintomática refractaria al tratamiento convencional o por una justificación de peso, como una producción de anticuerpos anti-Lewis, pero en la gran mayoría de los casos tan solo hace falta devolver el pH correcto al estómago y tratarlo con aceites esenciales o herbáceos y varios tipos de *Lactobacillus* para corregir el problema.

El uso de antibióticos va a producir cambios inmediatos y

a medio plazo. En la siguiente tabla podemos observar los microorganismos que se ven alterados con los antibióticos más usuales en el tratamiento de la disbiosis.

Tipo de antibiótico	Microbiota intestinal			
	Actinobacterias	Bacteroidetes	Firmicutes	Proteobacterias
Macrólido	Actinobacterias ↓	Bacteroides ↑	Firmicutes ↓	Proteobacterias ↑
Claritromicina	Actinobacterias ↓	Bacteroides ↑	Firmicutes ↓	Proteobacterias ↑
Vancomicina			Lactobacillus ↓ Clostridium ↓	
Ciprofloxacina	Bifidobacteria ↓	Alistipes ↓ Bacteroides ↑	Faecalibacterium ↓ Oscillospira ↓ Ruminococcus ↓ Dialister ↓	
Clindamicina	Bifidobacterias ↓ Lactobacillus ↓			

Fuente: https://www.ncbi.nlm.nih.gov/pmc/articles/PMC10052891/table/microorganisms-11-00573-t001/?report=objectonly

El posible y frecuente problema al tomar antibióticos es que destruyen todo microorganismo viviente y no siempre son eficaces para corregir el problema. Por otro lado, son un riesgo en la cada vez más preocupante aparición de bacterias resistentes.

Aun así, el mejor tratamiento antibiótico es el cóctel de Trimetropim-sulfametoxazol 160 mg/800 mg dos veces al día, con un 95 % de eficacia. Y tal y como sugieren los estudios desde hace ya diez años, los herbáceos presentan eficacias similares, y combinaciones de aceite de orégano, de melisa, de artemisa y aceite esencial de clavo o jengibre, entre otros, pueden usarse con menos efectos secundarios que los antibióticos convencionales.

Además de las enfermedades mencionadas anteriormente, se ha identificado la coexistencia de SIBO en:

- Diabetes tipo 1 y 2
- Enfermedad del hígado graso no alcohólico
- Cirrosis
- Pancreatitis crónica
- Obesidad
- Fibrosis quística
- Insuficiencia cardiaca
- Hipotiroidismo
- Enfermedad de Parkinson
- Depresión
- Esclerosis sistémica
- Insuficiencia renal crónica
- Enfermedades inflamatorias intestinales

Para determinar si tenemos SIBO se utilizan las pruebas de aliento con glucosa o lactulosa, pero, siempre que sea posible, prefiero utilizar estudios de microbiota, pues son más precisos y aportan mucha más información: no solo nos confirman si hay disbiosis, también nos permiten determinar de qué tipo de disbiosis se trata y de qué modo se distribuye la microbiota del paciente.

Los síntomas de un SIBO en pacientes con enfermedades inflamatorias intestinales se confunden con frecuencia con los brotes de la enfermedad de Crohn o la colitis ulcerativa.

En la diabetes es especialmente grave, pues la disbiosis daña los receptores de insulina al excitar el sistema inmunitario y producir citocinas inflamatorias, lo que impide que el paciente se recupere. La disbiosis puede provocar diabetes y viceversa.

ISO (CRECIMIENTO EXCESIVO DE BACTERIAS REDUCTORAS DE SULFATO)

El crecimiento de las bacterias que producen sulfuro de hidrógeno es conocido como ISO o crecimiento excesivo de bacterias reductoras de sulfato, que son las que producen el sulfuro de hidrógeno. Esta sobreproducción de sulfuro de hidrógeno puede resultar tóxica y alterar el pH intestinal de forma que nos resulte dañino. Resulta dañino al impedir que la mucosa intestinal se mantenga sana, ya que los colonocitos (las células intestinales del colon) se ven afectados para poder cumplir con sus funciones inmunomoduladoras y autorreparadoras, y llega incluso a ser más fácil desarrollar colitis ulcerosa, una enfermedad autoinmune que afecta al intestino grueso.

El sulfuro de hidrógeno inflama e impide que los colonocitos puedan obtener la gasolina para funcionar, el butirato, que proviene de la fermentación intestinal. Sin butirato no hay energía para que nuestro colon funcione bien. Por esa razón es más fácil desarrollar enfermedades inflamatorias intestinales y cáncer de colon, uno de los tumores con más aumento, y se prevé que en las nuevas generaciones los casos crezcan como nunca en los países occidentales.

Existen varios tipos de microorganismos reductores de sulfato: *Deltaproteobacteria* (géneros mesófilos *Desulfovibrio, Desulfobacterium, Desulfobacter, Desulfobulbus*), género *Thermodesulfovibrio* (bacterias gramnegativas termófilas), *Desulfotomaculum* (bacterias grampositivas), género *Archaeoglobus* (*Euryarchaeota*) y *Desulfovibrio desulfuricans*. Además, se conocen arqueas reductoras de sulfato (llamadas procariotas reductoras de sulfato).

Los síntomas

Como en cualquier disbiosis, observaremos molestias digestivas, pero también tendremos síntomas extradigestivos:

- Neblina o pesadez mental (de hecho, se relaciona con párkinson)
- Dolores articulares
- Reflujo y mal aliento
- Fatiga
- Heces y gases pestilentes (huevo putrefacto)
- Eructos, gases y molestias tras comer carne y huevos

Para que estas bacterias no se vean más reforzadas y nos provoquen problemas digestivos debemos reducir los alimentos ricos en azufre.

Los alimentos que contienen sulfato son principalmente los siguientes: aditivos alimentarios, fruta deshidratada (manzanas, albaricoques, pasas, dátiles), frutos secos (almendras, avellanas), verduras (brócoli, coles de Bruselas, repollo), pan de trigo y embutidos. Los productos alimenticios que contienen más de 80 mg/100 g de sulfato son la leche de vaca, el queso, los huevos y las verduras crucíferas (rúcula o arúgula, bok choy, brócoli, coles o repollitos de Bruselas, col o repollo, coliflor), aliáceas (ajos, ajetes tiernos).

Es fácil que ciertos alimentos como la naranja o muchas grasas que no tienen azufre puedan dar problemas, ya que activarán una expulsión de bilis mayor en el intestino, y el jugo biliar será hidrolizado por las bacterias reductoras, lo que originará molestias. Y si vives en un lugar donde no se cloran o higienizan bien las aguas, debes evitar beber el agua del grifo, pues la oxidación de las tuberías produce reacciones entre diferentes metales que estimulan el crecimiento bacteriano de reductoras de sulfato.

Qué debemos potenciar

✓ Suplemento de aceite de orégano

✓ Suplemento o alimentos con molibdeno (sobre todo, cefalópodos)

✓ Dieta FODMAP baja en azufre (ejemplo en página 93)

✓ Probióticos productores de ácido láctico (se detallan a continuación), existen varios ejemplos específicos en el mercado)

El buen funcionamiento del tracto digestivo está influenciado por bacterias ácido lácticas que nos ayudarán en la prevención y el tratamiento del ISO. Las más frecuentes: *Lactobacillus* sp., *Bifidobacterium* sp., *Streptococcus* sp., *Lactococcus* sp., *Enterococcus* sp., *Pediococcus* sp., *Leuconostoc* sp.

El ácido láctico también puede ser producido por otros microorganismos: *Bacillus* (*B. coagulans*), ciertas especies de hongos (*Rhizopus microsporus*, *Rhizopus oryzae*) y cepas genéticamente modificadas de *Escherichia coli* y *Saccharomyces cerevisiae*. Todas ellas son capaces de producir vitamina K, riboflavina, biotina, ácido nicotínico, ácido pantoténico, piridoxina y tiamina, que son otras vitaminas que, se sabe, son producidas por microorganismos intestinales en los seres humanos.

La translocación o el desplazamiento bacteriano que se produce en la disbiosis y las infecciones intestinales se puede prevenir con la presencia de cepas probióticas ácido lácticas específicas que se pueden aportar mediante suplementos.

El número de estas bacterias ácido lácticas se reduce durante la enfermedad inflamatoria intestinal, de modo que es conveniente tomar probióticos recomendados por algún profesional de la salud.

LIBO (CRECIMIENTO EXCESIVO DE BACTERIAS EN EL INTESTINO GRUESO)

La literatura científica es escasa, pero los que nos dedicamos a practicar estudios de microbiota ya hace tiempo que observamos esta disbiosis. Es habitual verla en pacientes que han sido sometidos a lavativas o colonoscopias, pero también los antibióticos de amplio espectro pueden contribuir a desarrollarla.

Es fácil que se produzcan dos requisitos que ayudan a su desarrollo. Por un lado, el uso de un antibiótico de amplio espectro por alguna prescripción médica que produzca una alteración del microbioma, que puede llegar a ser de hasta dos años. Es decir, un antibiótico puede alterar la microbiota durante un periodo de hasta veinticuatro meses; si en ese lapso de tiempo se hace una dieta occidental inflamatoria, tenemos todos los números para desarrollar este tipo de disbiosis. Por otro lado, la inflamación de la válvula ileocecal, que produce una falta de control del retorno de alimentos y bacterias del colon al intestino delgado.

Una dieta occidental inflamatoria tiene un elevado contenido de hidratos de carbono provenientes de cereales y un consumo continuo de aceites de semillas ricas en omega-6 (aceite de girasol, de soja o de maíz). Con esta base alimentaria una colonoscopia o un tratamiento antibiótico provocarán una disminución de *Firmicutes*, *Clostridia* y *Lachnospiraceae*, y un aumento paralelo de *Bacteroidetes*, *Deferribacteres* y *Verrucomicrobia*. Además, también hay un aumento del número de bacterias proinflamatorias *Mucispirillum schaedleri* y *Lactobacillus murinus*.

Lo trataremos igual que haríamos en un SIBO.

Si en el intestino grueso se produce un desequilibrio fúngico hablamos de una disbiosis LIFO, un crecimiento de hongos *Trichosporon* y *Malassezia* que está cada vez más relacionado con el cáncer colorrectal y los pólipos. Pero si el desajuste fúngico se da en el intestino delgado, tenemos un SIFO. Veamos a continuación en qué consiste.

SIFO (CRECIMIENTO EXCESIVO DE HONGOS EN EL INTESTINO DELGADO)

Esta disbiosis se descubre en pacientes VIH positivos y en diabéticos mal controlados. Se describe asimismo en pacientes con corticoterapia, pacientes con tratamiento de quimioterapia en cáncer o de inmunosupresores, pero también se han descubiertos casos en personas sin problemas inmunológicos y totalmente sanas.

Los síntomas son parecidos a los del SIBO, pero también puede aparecer moco en las deposiciones, dolor intenso y un número de evacuaciones que puede alcanzar de ocho a diez episodios diarios.

Es perfectamente posible, y así lo demuestran varios estudios, tener a la vez SIBO y SIFO. Algunos estudios hablan de que en un 25 % de los casos de personas con dolores gástricos inexplicables y de larga duración estos son provocados por la *Candida albicans*.

La única forma de detectar si tenemos un SIFO es con un estudio de microbiota o mediante la aspiración de jugos gástricos. Los cultivos tradicionales en heces pueden detectar cándidas u otras bacterias como la *H. pilory*, pero esto no implica ninguna información relevante, no indica si existe desequilibrio, porque su presencia en las heces es normal. Si se utilizan las heces como herramienta de diagnóstico, solo son útiles los estudios de microbiota, puesto que nos darán información de los tipos de hongos y bacterias y de si son compatibles con LIFO o SIBO o con ambas, además de muchos más datos sobre el ecosistema del paciente, relevantes para devolver a la persona su eubiosis o equilibrio microbiótico con éxito.

Es importante tratar cuanto antes esta afectación fúngica, ya que las cándidas pueden pasar de un estado en forma de levadura a un estado de hifas o enraizarse en el tejido en donde se encuentran. Esto complica el tratamiento, pues son más difíciles de erradicar.

En la medicina alopática se suelen utilizar dos tipos de antifúngicos, el fluconazol y la nistatina, para tratar los hongos, pero no se han establecido ni la dosis ni la duración adecuadas. Otra opción son los herbáceos o nutracéuticos como la canela, el tomillo, el orégano o la nanoemulsión de geranio para erradicar las películas o biofilms de cándidas.

Los principios activos de los nutracéuticos se han estudiado en profundidad. Sus aceites esenciales contienen terpenos como carvacrol, timol, geraniol, capaces de tratar cualquier tipo de variedad de cándidas, indistintamente de la fase en que se encuentren, tanto si están en forma de levadura como de hifa.

Otras opciones para acabar con la cándida son las siguientes:

- El geraniol (geranio), que fluidifica la membrana del hongo.

- El árbol de té, que aumenta la permeabilidad de la membrana e inhibe la acidificación del medio o la zona donde se encuentra.

- El aceite de *Salvia sclarea*, que, gracias al linalol y el linalilo que contiene, altera la membrana e induce a la apoptosis celular o muerte del hongo.

- El timol del tomillo, que altera el equilibrio electroestático de la membrana del hongo y lo debilita.

- El aceite de cilantro, que afecta el ADN del hongo y altera su funcionamiento celular.

- Un péptido que contienen los rabanitos (péptido antifúngico RsAFP2) para defenderse de infecciones o plagas, que es selectivo contra los hongos provocando la permeabilidad de la membrana fúngica, lo que hace que entre masivamente calcio y detenga su crecimiento. Recomiendo consumir rabanitos de forma habitual por ser un gran preventivo y un remedio eficaz contra cualquier tipo de candidiasis.

- El *Epilovium parviflorum* o adelfilla o epilovio, que es un herbáceo muy eficaz contra la infección por cándidas, tanto en tratamiento como preventivo.

IMO (CRECIMIENTO EXCESIVO DE METANÓGENO INTESTINAL)

Se trata en realidad de un SIBO, pero con sobreproducción de bacterias que emiten metano como las arqueas o la *Methanobrevibacteria smithii*. Se cree que el 30 % de los casos de sobrecrecimiento bacteriano en el intestino delgado es de este tipo, metanógeno. Coincide a menudo con personas que comen demasiado deprisa, sin ensalivar bien ni masticar adecuadamente los alimentos.

Suelen ser los pacientes que están diagnosticados de síndrome de intestino irritable con estreñimiento. La explicación es que el metano, además de ser tóxico para la persona que lo absorbe en exceso, produce estreñimiento, y la toma de suplementos que en otras disbiosis son acertados aquí no suele serlo. Me refiero a los suplementos de ácidos grasos de cadena corta, pues estriñen aún más.

En estos pacientes, la mala absorción de nutrientes no es tan habitual; no observamos, por ejemplo, déficits de vitaminas como la B12. Pero a más metano exhalado más estreñimiento y más problemas de distensión, dolor abdominal y malestar digestivo.

Para esta situación combinar rifaximina y neomicina mejora, según los estudios, el 87 % de los casos. Pero para alternativas de herbáceos tenemos un cóctel más eficaz que la antibioticoterapia. Así, la berberina de la uva de Oregón y el aceite de orégano o el neem y la hoja de olivo como agentes antibióticos sumados a las inmunoglobulinas bovinas derivadas del suero de leche o el calostro bovino corregirían la gran mayoría de los casos.

Para completar el tratamiento necesitaremos un suplemento de enzimas y un procinético o estimulador del movimiento intestinal como el jengibre. Se puede acoplar un probiótico de esporas de *Bacillus* como el *Bacilllus subtilis*, además de la dieta FODMAP que se sugiere a continuación.

La clave para resolver cualquier disbiosis radica en recuperar el pH correcto del tracto digestivo, poniendo el foco en el estómago.

Recetas antiinflamatorias bajas en FODMAP

Mientras no tengas el diagnóstico de un especialista integrativo, esta dieta mejorará tus molestias de distensión abdominal y permitirá que tengas un poco de paz hasta que desaparezca el problema.

Es una dieta en la que apartamos o reducimos los alimentos altamente fermentables (FODMAP) para reducir gases, molestias y distensión. Este enfoque nutricional está elaborado en la Universidad de Monash, pero no es exactamente el que te propongo, el cual, según mi experiencia, es un poco más ajustado. Por ejemplo, para conseguir un resultado mucho más contundente, no introduzco solanáceas y lácteos, que sí están permitidos en el planteamiento de dieta FODMAP oficial. La dieta no se puede realizar más de cuatro semanas: se debe ir interrumpiendo para que las bacterias que dependen de los alimentos que contienen FODMAP no mueran de hambre, porque las queremos reducir, no eliminar.

Como se trata de un desequilibrio de nuestra propia microbiota, necesitamos reordenarla, no aniquilarla, por eso no hace falta que la dieta sea superestricta. Si te cuesta mucho eliminar algún alimento, introdúcelo en poca cantidad después de varios días de haberlo apartado. Al cabo de las cuatro semanas se irán introduciendo cada tres días los alimentos apartados, en poca cantidad y de uno en uno para detectar si alguno de ellos aún te sienta mal.

No olvides consultar con tu nutricionista para que te aconseje cómo complementar la dieta con los herbáceos o suplementos adecuados, y te ayude a escoger las enzimas, los reguladores de tránsito y los antibióticos herbáceos adecuados para tu caso.

Grupo de alimentos	Altos en FODMAP o inflamatorios	Bajos en FODMAP
Vegetales	Alcachofas, espárragos, coliflor, cebolla, ajo, puerro, setas, berenjena, pimiento, patata, ajos tiernos	Judías verdes, bok choy, calabacín, brócoli, ¼ de aguacate, zanahoria, pepino, lechuga hoja de roble, canónigos, rúcula, boniato, kale, col rizada
Frutas	Manzanas, cerezas, frutos secos, mango, nectarinas, melocotones, peras, ciruelas, sandía, naranjas	Melón cantalupo (¾ de taza o 120 g), kiwi (verde), mandarina, arándanos, piña, fresas (5 medianas), papaya, plátano semiverde
Lácteos y alternativas	Leche de vaca, leche evaporada, helados, soja, leche condensada, leche de almendra, queso brie y camembert, queso feta, quesos duros	Queso de coco, tofu sedoso
Fuente de proteínas	La mayoría de las legumbres, algunas carnes marinadas y procesadas, tempeh	Huevos, carnes, aves, mariscos, vísceras, moluscos
Frutos secos y semillas	Anacardos, macadamias, nueces y pistachos	Semillas de calabaza remojadas o tostadas ligeramente (sin abusar), cacao desgrasado (poco)
Cereales y derivados	Panes a base de avena, trigo, centeno, cebada y espelta, galletas, cereales y repostería en general	Quinoa, arroz o trigo sarraceno

Ejemplo de un menú FODMAP de comidas y cenas

Opciones para las comidas

COMIDA 1
Quinoa (remojada toda la noche) con ensalada de lechuga hoja de roble con pepino, ¼ de aguacate, aceitunas, salmón marinado, zanahoria rallada con aceite de oliva, vinagre de manzana y sal

COMIDA 2
Pollo al horno o a la plancha (150 g) con endibias al pesto

COMIDA 3
Ensalada de pepino con aceitunas de Kalamata
½ conejo al horno o a la plancha con espinacas baby

COMIDA 4
Revuelto de huevos con espinacas
Hamburguesa de pollo con col kale salteada

COMIDA 5
Rúcula y zanahoria con tapenade de aceitunas
150 g de pescado a la plancha con cebollino

COMIDA 6
Pasta de sarraceno hervida y salteada con calabacín y zanahoria con orégano, acompañada de rúcula y aceitunas
Sepia a la plancha con sal y cilantro

COMIDA 7
Escarola o rúcula y zanahoria salteadas con vieiras
y gambas al gusto
Carpaccio de papaya con salmón marinado con hojas
de menta

Opciones para las cenas

CENA 1
200 g de pescado blanco con tomillo y acelgas
y germinados
Caldo de huesos con perejil y tapioca

CENA 2
Mero o bacalao y puerro (parte verde) a la plancha con
mostaza antigua y germinados

CENA 3
Sopa de acelga, zanahoria y huevo con caldo de pollo,
romero y tomillo
Espinacas salteadas 1 minuto y caballa en conserva
o fresca por encima

CENA 4
Caldo de huesos con romero y tomillo
Dos huevos pasados por agua con brócoli y zanahoria
al vapor

CENA 5
Boniato al horno con ghee y sal
Sardinillas o salmón con col rizada salteada 1 minuto con
AOVE, acompañada de crackers de trigo sarraceno

CENA 6
Caldo de huesos con huevo, perejil y cebollino
(hervir 4 minutos)
Lubina con panceta ibérica a la plancha

CENA 7
Caldo de huesos con jengibre y cebollino
Pechuga de pavo a la plancha con escarola y zanahoria salteadas 1 minuto y orégano

Ejemplo de un menú FODMAP de comidas y cenas bajo en azufre para ISO

Opciones para las comidas

COMIDA 1
Quinoa (remojada toda la noche) con ensalada de lechuga hoja de roble con pepino, ¼ de aguacate, salmón marinado, zanahoria rallada con aceite de oliva, vinagre de manzana, germinados y sal

COMIDA 2
Ensalada de lechuga hoja de roble, papaya y anchoas en salazón
Pollo al horno o a la plancha (150 g) con endibias al pesto

COMIDA 3
Ensalada de pepino con germinados
½ conejo y boniato al horno o a la plancha con espinacas baby

COMIDA 4
Ensalada de espinacas, mango, salmón marinado y germinado de rábano con ralladura de piel de limón y AOVE
Hamburguesa de pollo con orégano

COMIDA 5
Rúcula y zanahoria con tapenade de aceitunas
150 g de pescado a la plancha con cilantro

COMIDA 6
Pasta de sarraceno hervida y salteada con calabacín y zanahoria con orégano, acompañada de rúcula y aceitunas
Pulpo a la plancha con sal y cilantro

COMIDA 7
Escarola o rúcula y zanahoria salteadas con vieiras y gambas al gusto
Carpaccio de papaya con salmón marinado con hojas de menta

Opciones para las cenas

CENA 1
200 g de pescado blanco con tomillo y acelgas y germinados
Caldo de huesos con perejil y tapioca

CENA 2
Crema de zanahoria y tupinambo con limón y menta (hervir 8 minutos y triturar)
Mero o bacalao a la plancha con hierbas provenzales

CENA 3
Sopa de acelga, zanahoria y nabo con caldo de pollo, romero y tomillo
Espinacas salteadas 1 minuto y caballa en conserva o fresca por encima

CENA 4
Sopa de acelgas, zanahoria, calabacín y trocitos de pollo con romero y tomillo
Pies de cerdo al horno o a la plancha con AOVE y sal

CENA 5
Boniato al horno con ghee y sal
Sardinillas o salmón con crackers de trigo sarraceno y pepinillos

CENA 6
Caldo de huesos con tapioca, perejil y cebollino (hervir 7 minutos)
Pescado blanco con cilantro a la plancha

CENA 7
Caldo de huesos con jengibre y cebollino
Pechuga de pavo a la plancha con escarola y zanahoria salteadas 1 minuto y orégano

Dieta para la alergia a los salicilatos

Esta dieta se utiliza desde los años setenta del siglo pasado. El pediatra Benjamin Feingold la elaboró al constatar que era muy saludable para las personas del espectro autista. Hoy en día observamos en consulta que en algunos casos las mejoras digestivas no se consiguen al cien por cien en pacientes con síntomas digestivos parecidos a los de un colon irritable, que suelen ir acompañados de otros síntomas extradigestivos: anosmia o hiposmia (pérdida olfativa parcial o total), urticaria, angioedema, asma, problemas respiratorios o migrañas. Si el paciente tiene alergia o le sienta mal la aspirina, le conviene probar esta dieta y confirmar con el nutricionista o especialista integrativo si se tiene esta alergia para tratarla de forma adecuada.

Alimentos que no te van bien

Cocinar los alimentos o desechar la piel de las frutas y verduras mejora la reducción de los salicilatos, puesto que se encuentran en mayor concentración en los alimentos crudos o sin pelar.

Veamos qué alimentos no te convienen:

- **Frutas:** Pasas, ciruelas, albaricoques, moras, arándanos, cerezas, uvas, piñas, ciruelas, naranjas, mandarinas, fresas y guayaba.

- **Verduras:** Brócoli, pepinos, okra, achicoria, rábanos, calabaza, berros, brotes de alfalfa, berenjenas, boniatos, espinacas, alcachofas y judías.

- **Especias:** Curri, anís, cayena, eneldo, jengibre, pimienta de Jamaica, canela, clavo, mostaza, comino, orégano, pimienta, estragón, cúrcuma, pimentón, tomillo y romero.

- **Otros alimentos:** Té, ron, vino, licores, vinagre, salsas, menta, almendras, castañas de agua, miel, regaliz, mermelada, chicles, escabeche, aceitunas, colorantes alimentarios, áloe vera, patatas fritas y galletas saladas, aromas de frutas.

Esta lista no es exhaustiva, ya que existen otras muchas fuentes dietéticas de estos compuestos.

Además de en los alimentos, los salicilatos se pueden encontrar en artículos no alimenticios tales como:

- Pasta de dientes con sabor a menta
- Perfumería
- Champús y acondicionadores
- Enjuague bucal
- Lociones
- Medicamentos

Además, los compuestos salicilados se pueden absorber a través de la piel, por lo que las personas con intolerancias también deberían poner atención a los ingredientes de las lociones, los limpiadores y los perfumes.

La fuente más potente es la aspirina y otros fármacos antiinflamatorios no esteroideos (AINE), incluido el ibuprofeno.

Alimentos para introducir en la dieta despacio (uno cada tres días) y en poca cantidad

✓ Cereales: trigo sarraceno, teff, quinoa o amaranto

✓ Carnes: todas las de pasto que más te gusten

- ✓ Pescado: todos los que te apetezcan evitando los de tipo azul grande por sus metales pesados (atún, cazón o tintorera)
- ✓ Marisco (excepto gambas y vieiras)
- ✓ Huevos
- ✓ Lácteos (salvo los quesos mozzarella, camembert, gorgonzola y Palo Santo, que contienen una pequeña cantidad), siempre elaborados con leche cruda y sin abusar, mejor evitar la primera semana
- ✓ Frutas: granada, higo fresco, lima, papaya, pera (enlatada), pera pelada, plátano, pomelo
- ✓ Vegetales: apio, cebollino, chalota, col, col lombarda, col rizada, coles de Bruselas, perejil, pimiento amarillo, puerro, zanahoria
- ✓ Legumbres: brotes de alubias, guisantes frescos, judías verdes, hummus, lentejas, soja fermentada

Ejemplos de comidas y cenas

Opciones para las comidas

COMIDA 1
Ensalada de escarola, rúcula, canónigos, lentejas rojas y germinados
Hígado de pescado (rape o bacalao) con ajo y perejil cortado en trozos por encima

COMIDA 2
Pollo al horno o a la plancha (150 g) con endibias al pesto

COMIDA 3
½ conejo al horno o a la plancha con espinacas baby
Espárragos blancos con calamares (4-5) a la plancha con endibias y AOVE

COMIDA 4
Revuelto de huevos con setas
Espárragos con endibias y jamón ibérico (100 g)

COMIDA 5
150 g de pescado a la plancha con cebollino
Rúcula y zanahoria con pesto

COMIDA 6
3 huevos pasados por agua con calabacín y zanahoria a la plancha, acompañado de rúcula y aceitunas

COMIDA 7
Guisantes (80 g), ½ cebolla y 1 zanahoria salteados con vieiras y gambas al gusto
Carpaccio de mango

Opciones para las cenas

CENA 1
200 g de pescado blanco con salsa pesto y acelgas y germinados
Caldo de huesos con perejil

CENA 2
Mero o bacalao y puerro a la plancha con tapenade de aceitunas y germinados

CENA 3
Guisantes y coles de Bruselas salteados 1 minuto con aceite de oliva y caballa en conserva o fresca por encima

CENA 4
Dos huevos pasados por agua con brócoli y zanahoria al vapor

CENA 5
Sardinillas o salmón con col rizada salteada 1 minuto con AOVE, acompañada de crackers de trigo sarraceno

CENA 6
Caldo de huesos con huevo, chalota picada, perejil y cebollino (hervir 4 minutos)
Lubina con panceta ibérica a la plancha

CENA 7
Caldo de huesos con jengibre y cebollino
Pechuga de pavo a la plancha con escarola y zanahoria salteadas 1 minuto y germinados (brotes) de alubia

Problemas con la histamina

Los problemas relacionados con la tolerancia a la histamina o histaminosis afectan a menos del 10 % de la población (existen personas con polimorfismo genético), pero estos son datos hipotéticos, pues existe mucho infradiagnóstico debido a la complejidad del mismo y el desconocimiento existente tanto de los profesionales de la salud como de la población.

Se trata de una pseudoalergia o intolerancia a la histamina de los alimentos por el déficit de una enzima hepática e intestinal llamada DAO (diaminooxidasa). Esta enzima DAO es necesaria para digerir correctamente la histamina. Algunos alimentos presentan de forma natural niveles elevados de histamina; otros, en cambio, aumentan sus niveles con la degradación bacteriana natural de los alimentos.

Aunque no solo se tienen problemas con esta amina llamada histamina, también existen otras aminas que requieren DAO para ser bien gestionadas, como la histidina la cadaverina o la putrescina.

Los niños y las mujeres padecen con mayor frecuencia este tipo de intolerancia o falsa alergia; se observa una mayor sensibilidad a la ingesta de histamina en mujeres en la fase premenstrual. Los niveles séricos de diaminooxidasa (DAO) en mujeres premenopáusicas parecen estar asociados con el ciclo menstrual, con una mayor actividad de DAO medida durante la fase lútea en comparación con la fase folicular, lo que se debe al efecto de los estrógenos, en concreto, del estradiol.

Pero la DAO no solo sirve para digerir bien los alimentos, sus funciones fisiológicas incluyen la regulación de los procesos de inflamación, proliferación, respuesta alérgica e isquemia.

¿Por qué se agota la DAO?

Además del déficit genético, existen varios motivos o causas por los que se agota la DAO:

1. Consumo continuado de medicamentos de uso común, como N-acetilcisteína, ambroxol, verapamilo, propafenona, amilorida, cefuroxima, ácido clavulánico o antiinflamatorios no esteroideos, metamizol, así como contraste radiológico o antihistamínicos. Es fácil que se confundan los síntomas de la histaminosis con los de una alergia y que nos prescriban o tomemos antihistamínicos. Esto agravará los problemas, ya que estos medicamentos necesitan la misma enzima para ser metabolizados correctamente.

2. Agotamiento por estrés o estados emocionales adversos. Estos episodios pueden disminuir, como ya hemos visto en el capítulo dedicado a la disbiosis, la capacidad digestiva en general y la producción enzimática en particular. La DAO no es ajena a este problema, y no es raro que se dé paralelamente en casos de SIBO. Es posible que la disbiosis que afecta al paciente produzca el incremento de, entre otras, dos cepas: *L. casei* TISTR 389 y *L. bulgaricus* TISTR 895, las dos productoras de histamina, lo que añade más presión al sistema digestivo para intentar gestionar esta sobreproducción de histamina.

3. Por infección vírica, como en la COVID persistente o en Lyme, especialmente cuando estos virus se acompañan de inflamación intestinal y hepática. Aunque existe la determinación de intolerancia a la histamina a través de una analítica para detectar los niveles de DAO y la detección de su metabolito 1-metilhistamina en la orina, no me parecen en muchas ocasiones pruebas determinantes o fiables, prefiero guiarme por la clínica o sintomatología de los pacientes.

Estos son los síntomas y el diagnóstico diferencial en pacientes con sospecha de reacciones adversas a la histamina ingerida (adaptado según Reese *et al.*, 2017):

Síntomas	Diagnóstico diferencial
Rubor	Tumores neuroendocrinos
Picor	Urticaria, prurito *sine materia*, prurigo
Náuseas, vómitos, dolor abdominal	Úlcera péptica, hernia de hiato, enfermedad por reflujo gastroesofágico
Diarrea y dolor abdominal	Trastornos inflamatorios intestinales crónicos, trastornos del metabolismo de los carbohidratos (intolerancia a la lactosa, malabsorción de fructosa), enfermedad celiaca
Rinitis	Rinitis alérgica y no alérgica de otro origen
Disnea, disfonía	Asma alérgica y no alérgica
Hipotensión, vértigo, taquicardia	Anafilaxia
Se logra información importante de diagnóstico diferencial mediante el análisis de los síntomas con respecto al momento de su aparición. Las reacciones adversas a los alimentos solo se consideran si los síntomas se manifiestan en las cuatro horas posteriores a la ingesta de los alimentos.	

Los síntomas más comunes y habituales son:

- Rubor facial
- Problemas de piel (piel muy seca y picores)
- Dolores de cabeza o migrañas
- Astenia o cansancio no justificado
- Heces pastosas o caprinas
- Rinitis
- Contracturas no justificadas por exceso de ejercicio

Para recuperarse se debe hacer una dieta baja en histamina. La dieta no puede ser de cero histamina, lo que se hace es apartar durante algunas semanas (las menos posibles) los alimentos con alto contenido de esta amina. A veces, en casos graves, también se deben reducir los alimentos altos en otra amina, la histidina.

La lista de alimentos que debemos apartar suele confundir a los pacientes por ser alimentos que los nutricionistas y especialistas de la salud recomiendan por ser muy saludables, pero que son altos en algún tipo de amina.

Los siguientes son los más problemáticos:

- Pescado azul
- Cítricos
- Solanáceas (tomate, pimiento, patata)
- Fermentados (yogur, kéfir, quesos semicurados o curados..., excepto vinagre de manzana)
- Espinacas y acelgas
- Alcohol

Aditivos que pueden activar la histamina

- Colorantes: riboflavina (E101), tartracina o amarillo 5 (E102), amarillo ocaso (E110), azorrubina (E122), amaranto (E123), rojo cochinilla A (E124), eritrosina (E127)

- Conservantes: ácido sórbico y sales (E200-203), ácido benzoico y sales (E210-213), PHB-ester (E220-227), difenil y ortofeniles (E231-232), sulfito, metabisulfito de sodio (E223), ácido láctico (270)

- Antioxidantes: butilhidroxianisol (BHA), droxitoluol (BHT)
- Espesantes: caseinato cálcico (H4511), caseinato sódico (H4512)
- Emulgentes: E481, E482, E472b
- Acidulantes: E325, E326, E327
- Otros: nitrato (E251-252), glutamato (E620-625), reguladores de acidez (di-, tri- y polifosfatos)

Debemos ser cuidadosos con la frescura de los alimentos, ya que su maduración o degradación genera más contenido de histamina. Esto es también una causa de caos y desconcierto para los pacientes, ya que no les sentará igual un plátano verde que un plátano maduro, o un pescado blanco fresco del día que el mismo pescado después de llevar dos días en la nevera. No es conveniente hacer compras para más de dos días; esto complica un poco la alimentación de las personas afectadas, pero en la primera etapa es necesario.

Es posible que sea conveniente ayudar a la dietoterapia con la suplementación de la enzima DAO extraída de riñón porcino ($3 \times 0{,}3$ mg/día) o combinaciones de quercitina, perilla, ortiga y fisetina para que el paciente mejore lo más rápidamente posible.

Menú y recetas para la histaminosis

La lista de alimentos que podemos utilizar (no hay mucho consenso y es una lista recomendada por la literatura existente y mi propia experiencia) es la siguiente:

- **Para las ensaladas:** Lechuga hoja de roble, endibias, escarola, canónigos, rúcula, rábanos, col lombarda, cebolla tierna, ajo tierno, zanahoria, remolacha, hinojo y pepino.

- **Para los platos de verduras cocinadas:** Coles de Bruselas, col rizada, romanesco, bimi, brócoli, bok choy, cebolla, puerro, calçots, alcachofa, espárragos, calabacín, calabaza (recién recolectada o lo más fresca posible), judías verdes.

- **Tubérculos:** Yuca, patata nueva, boniato o batatas.

- **Pescados:** Solo los blancos y muy frescos, por ejemplo, lenguado, dorada, rape, mero, rodaballo, gallo, merluza, congrio, besugo... Cualquier pescado blanco fresco de tu zona: en Canarias tendríamos la vieja, o la corvina en Perú, pregunta en tu pescadería.

- **Carnes:** Cordero, ternera, conejo, pollo muy fresco, pavo, yema de huevo (la clara no interesa tanto, excepto si tienes huevos del día), huevos de codorniz, buey, pato, codorniz, ganso fresco.

- **Frutas:** Manzana, pera, melón, papaya, frutas del bosque, arándanos, grosella, frambuesas, melocotones, plátano verde, pitaya, lichi, uvas, caqui, granada, cerezas o bayas de Goji.

- **Granos y semillas:** Trigo sarraceno, quinoa, amaranto, teff o arroz, guisantes y tirabeques o brotes de guisante, semillas de chía, calabaza o semillas de cáñamo.

- **Grasas:** AOVE, mantequilla de pasto, ghee, aceite virgen de coco o manteca de cerdo.

- **Lácteos:** Leche de oveja, queso quark o leche fresca de cabra.
- **Especias:** Menta, cilantro, perejil, albahaca, romero, tomillo, cúrcuma o clavo.
- **Otros:** Vinagre de manzana.

Alimentos y hierbas antihistamínicas que debes potenciar

- ✓ Cebollas de todo tipo
- ✓ Jengibre
- ✓ Guisantes germinados (generan DAO)
- ✓ Legumbres germinadas (generan DAO)
- ✓ Ortigas

Ejemplo de menú de comidas y cenas

Opciones para las comidas

COMIDA 1
Ensalada de escarola, rúcula, canónigos, germinados de lenteja y hojas de salvia o menta
Pescado (rape o bacalao) con ajo y perejil picados y boniato al horno con ghee y cúrcuma en polvo por encima

COMIDA 2
Ensalada de cebolla tierna, hinojo, remolacha cruda y hojas de menta
Pollo al horno o a la plancha (150 g) con endibias al pesto

COMIDA 3
½ conejo al horno o a la plancha con manzana a la plancha o al horno y orégano
Espárragos blancos con calamares (4-5) a la plancha con endibia y AOVE

COMIDA 4
Espárragos con endibias y germinados de guisante con vinagreta de vinagre de manzana
Carpaccio de ternera con chips de boniato al horno

COMIDA 5
150 g de pescado a la plancha con cebollino y cilantro
Hojas de rúcula y puré de yuca con pesto

COMIDA 6
Ensalada de hinojo rallado, pepino y rábanos con vinagreta
3 huevos pasados por agua con calabacín y zanahoria a la plancha acompañado de rúcula y aceitunas

COMIDA 7
Ensalada de guisantes (80 g), ½ cebolla y 1 zanahoria rallada y jengibre rallado con AOVE
Magret de pato a la plancha con carpaccio de mango

Opciones para las cenas

CENA 1
Crema de cebolla e hinojo con menta (cocinar y triturar en caldo de verduras)
200 g de pescado blanco con germinados y perejil

CENA 2
Sopa de ortiga, cebollino y huevo (en caldo de verduras, hervir 4 minutos los ingredientes)
Mero o bacalao fresco y puerro a la plancha con germinados de legumbre

CENA 3
Guisantes cocidos y coles de Bruselas salteados 1 minuto con aceite de oliva y semillas de calabaza
Huevos de codorniz revueltos con ortiga

CENA 4
Brócoli y zanahoria al vapor con salsa pesto de kale
Codorniz al horno con tomillo y romero

CENA 5
Col rizada y germinados de legumbre salteados 1 minuto con manteca de cerdo
Ganso al horno con chalotas, tomillo, salvia y romero (180°C, 90 minutos)

CENA 6
Sopa con huevo, chalota picada, perejil y cebollino (hervir 4 minutos)
Lubina con salsa de cilantro

CENA 7
Sopa de zanahoria, cebolla y col rizada con cúrcuma (hervir 5 minutos)
Pechuga de pavo a la plancha con escarola y zanahoria salteadas 1 minutos y germinados de alubia

Recetario

Este recetario está pensado para raciones individuales, es mejor quedarse con hambre que con la sensación de empacho o con sopor. Sin embargo, si tienes hambre a las dos horas de haber comido, algo se hizo mal. Aumenta las cantidades o añade más grasa y proteína.

Las recetas pretenden ser inspiradoras para que las adaptes a tus gustos, eso sí, escogiendo siempre los alimentos que recomiendo en el libro. Se han evitado los ingredientes con gluten, todo tipo de cereales, las legumbres, los lácteos o las frutas de alta carga glicémica.

Eliminamos del recetario las lectinas de los cereales por causar problemas inflamatorios si se consumen de forma continuada. Los granos suelen ser una gran fuente de lectinas, pero no son los únicos alimentos que las contienen.

Estos son los tipos de alimentos más comunes con lectinas:

- Lectinas de legumbres, en frijoles y lentejas.

- Prolaminas del grano, como el trigo, el maíz, la cebada, el centeno o el kamut.

- Aglutinina y hemaglutinina, sobre todo en frijoles y cereales de grano entero.

Las lectinas también abundan en las verduras, sobre todo en las de la familia de las solanáceas. Dentro de estas se incluyen:

- Los cacahuetes
- Las patatas
- Los tomates
- Las berenjenas
- Los pimientos

En cuanto al contenido de lectinas en los cereales, estos son los porcentajes:

- Trigo: 69 % de alfa-gliadinas
- Espelta: 69 % de alfa-gliadinas
- Kamut: 69 % de alfa-gliadinas
- Centeno: 40 % de secalinas
- Cebada: 49 % de hordeninas
- Maíz: 55 % de zeaninas
- Mijo: 40 % de panicinas
- Avena: 25 % de avininas
- Arroz: 5 % de orzeninas
- Teff: 12 % de prolaminas

Consumir lectina conlleva consecuencias para nuestro cuerpo, por ejemplo:

- Inflamación intestinal y en otros órganos.

- Neurotoxicidad, por los fragmentos de gliadina que dañan la barrera hematoencefálica.

- Desajustes del sistema inmunitario que producen estrés inmunitario.

- Toxicidad celular que puede alterar la apoptosis.
- Alteración en la reparación endotelial de los vasos sanguíneos y cardiacos.
- Destrucción de los enterocitos, lo que altera el control de la absorción de nutrientes y activa el sistema inmunitario de forma exacerbada.

¿Por qué el trigo es el peor?

Consumimos la mayor parte del trigo en forma de pan, y que, en general, lo sigamos identificando como un alimento básico es un alarde de optimismo, según Albert Bruno, especialista en variedades antiguas de trigo. Factores como, entre otros, harinas refinadas, trigos modificados, gluten añadido, fermentaciones rápidas o aditivos tienen un papel determinante en el incremento de celiaquías e intolerancias no celiacas al gluten que se ha dado en los últimos años, aparte de otras enfermedades de origen autoinmune o inflamatorio.

Existen estudios que relacionan el gluten con una clínica complicada de enfermedades neurodegenerativas.

En el caso de que el pan sea importante en nuestra dieta, debemos recuperar y consumir los panes antiguos o diploides (con menos complejidad o cromosomas), elaborados a partir de una buena masa madre y una fermentación larga que produzca un pan como el de nuestros abuelos, de calidad y buena digestibilidad. Aun así, debe estar bien equilibrado con el resto de los alimentos que configuran nuestra dieta.

Si no tenemos posibilidad de encontrar estos trigos antiguos o sus derivados, recomiendo buscar pan de cereales sin gluten, como el de arroz o teff, o de pseudocereales como la quinoa o el trigo sarraceno.

Sabemos que el pan moderno contiene una carga negativa importante, las proteínas del trigo, como las aglutininas (WGA). Estas proteínas estimulan la síntesis de citocinas proinflamatorias y, por lo tanto, ponen en pie de guerra el sistema inmunitario en la mucosa gastrointestinal.

Estos datos arrojan una nueva luz sobre la aparición de los trastornos gastrointestinales observados tras la ingesta de alimentos a base de trigo moderno: sensación de plenitud excesiva, indigestión, inflamación abdominal, cambio de forma de las heces o aparición de cualquier síntoma de intolerancia.

La cuestión es que no solo existen problemas o síntomas digestivos apreciables por el consumidor, sino también trastornos extradigestivos que quizá no se perciban en el momento y por eso no se relacionen con el consumo de trigo, pero cuyos efectos nocivos en el metabolismo estresan el páncreas, inflaman las vísceras y favorecen el descontrol de la dieta en forma de dependencias o excesos.

En el caso de las mujeres esto adquiere mayor relevancia, si cabe, pues el gluten moderno provoca alteraciones hormonales que activan los receptores alfa proliferativos. Así que, si eres una mujer con desequilibrio hormonal, evita los alimentos cultivados con pesticidas y retira el gluten de tu dieta durante dos o tres meses, pues se ha demostrado que el gluten tiene mucho que ver con los desequilibrios hormonales.

El gluten puede estar produciendo alteración de los niveles adecuados de:

- Estrógenos
- Progesterona
- Testosterona

- Prolactina
- Hormona tiroidea
- Cortisol
- Insulina

Además, según un estudio realizado en Italia, las aglutininas del trigo reducen la energía celular o ATP, lo que disminuye la energía disponible en aquellos que lo consumen habitualmente. Esto lo he constatado a través de los testimonios de numerosos pacientes de todas las edades y disciplinas deportivas.

Cómo minimizar el daño de las lectinas de los alimentos

- ✓ Evita trabajar con harinas. Usa grano y ponlo a remojar toda la noche para reducir los antinutrientes e irritantes.

- ✓ Remoja el grano de cereales y pseudocereales al menos ocho horas, aunque los arroces integrales requieren doce horas.

- ✓ Remoja las legumbres cuarenta y ocho horas, ya que tienen más antinutrientes que el resto de los granos.

- ✓ Remoja las patatas peladas y cortadas entre cuatro y seis horas antes de cocinarlas.

- ✓ Cocina las legumbres una hora a fuego lento para conservar los nutrientes y neutralizar las lectinas al máximo.

- ✓ Enfría los tubérculos en la nevera (4 °C) para obtener almidón resistente (beneficioso para la microbiota) y recalienta para comer.

- ✓ No priorices el grano sobre los tubérculos, ya que los tubérculos aportan más nutrientes y son antiinflamatorios.

- ✓ Acompaña estos alimentos con abundante verdura o ensalada, o procura que sean un segundo plato, nunca un primero.

Los lácteos

Aunque existen lácteos obtenidos de vacas de pasto que nos dan productos más saludables que los lácteos obtenidos de vacas mal cuidadas o cuidadas sin el concepto de bienestar animal, la leche es un alimento controvertido. Los estudios e informes relacionados con su valía nutricional no arrojan resultados claros, y ello se debe casi con toda probabilidad al origen de los diferentes tipos de leche y su calidad.

Los estudios sobre la relación entre los lácteos y la inflamación ofrecen conclusiones contradictorias, así que, basándome en mi experiencia clínica, debo decir que aprecio mucha mejoría en los pacientes con inflamación al retirárselos de la dieta. Quizá esto se deba al aumento de insulina en sangre que provoca su ingestión: los niveles altos de insulina contribuyen a mantener la inflamación o incluso a agudizarla.

A pesar de que se suele culpar de todos los males a la lactosa, lo cierto es que la parte más conflictiva de la leche corresponde a las caseínas, unas proteínas que tienen efectos similares a los generados por la intolerancia a la lactosa en el aparato digestivo (diarrea, gases, hinchazón o digestiones pesadas) y también extradigestivos, pues pueden producir eccemas, vómitos, inflamación de mucosas, calambres, rinitis o problemas respiratorios.

Sin embargo, a pesar de que el 84 % de las proteínas lácteas son caseínas, no todas las leches tienen las mismas caseínas. Estas varían en función de la alimentación de la vaca y de sus condiciones de vida. Las caseínas que poseen las vacas cuidadas con respeto y en condiciones de semilibertad son del tipo A-2, de modo que si consumes lácteos, asegúrate de que sean de este tipo, pues se observa una reducción de problemas cardiovasculares. Cuando estos animales se alimentan con hierbas de todo tipo, la posibilidad de que consuman plantas que contienen ácidos grasos saludables es elevada y este hecho provoca cambios en la composición de su grasa que mejoran el perfil cardiosaludable de sus derivados. Las vacas felices también generan menos inflamación. Los ácidos grasos que acabo de mencionar son los responsables de los efectos antiinflamatorios que se producen al tomar este tipo de leche. A mayor contenido de omega-3, mayor efecto antiinflamatorio y hasta un 500 % más de ácido linoleico conjugado. Este ácido parece estar relacionado con una mejor salud cardiovascular, en concreto, con la menor probabilidad de sufrir un infarto de miocardio.

El ejemplo claro está en las diferencias entre la población de Costa Rica y la de Estados Unidos. Mientras que los costarricenses apenas tienen problemas relacionados con el consumo de lácteos y los infartos, los estadounidenses tienen un índice de infartos muy elevado. Las dos son sociedades muy prolácteos; la diferencia estriba en la cantidad de ácido linolénico conjugado: hasta tres veces más en la leche de las vacas costarricenses, que pastan a sus anchas, que en la leche de las vacas estadounidenses, que se alimentan de maíz y no salen de las naves en las que están estabuladas y donde ni siquiera reciben la luz del sol.

Las mejores leches son las fermentadas. Los yogures y los kéfires de leche carecen de los posibles efectos de los lácteos no fermentados. Aunque siempre será mejor si son fermentados de lácteos ecológicos o de pasto, cualquier leche mejora su perfil nutricional al ser fermentada. Solo los microorganismos que se forman en la fermentación son ya valiosos y consiguen, por ejemplo, modular nuestro sistema inmunitario.

Aunque los estudios ofrecen recomendaciones, lo mejor es que comprobemos en nuestros organismos los efectos de no consumir lácteos durante un tiempo para evaluar si se producen cambios e introducirlos, si queremos, bajo las premisas anteriormente comentadas.

El azúcar

Los postres incluidos en este recetario no llevan azúcar, obviamente. El azúcar no solo está en el azucarero, sino que se esconde en todo tipo de pseudoalimentos y bebidas que la industria alimentaria elabora para crear adicción y sumar consumidores fieles al producto. Incluso así, veo a muchas personas endulzar sus bebidas o postres, aunque sea con fructosa en polvo, azúcar moreno, azúcar integral, melazas o siropes. El azúcar adopta otros nombres con el fin de engañar al consumidor: fructosa, dextrina, maltodextrina, jarabe o almidón modificado, entre otros.

Las recomendaciones oficiales sobre el consumo de azúcar permitido son tímidas y poco realistas, demasiado permisivas en el contexto de una civilización occidental inflamada. Se pueden hacer excepciones, pero nunca normalizar su consumo a diario.

Los productos de repostería o infantiles son los más susceptibles de ir cargados de azúcares. El resultado es que los hemos normalizado y en vez de tomarlos en fechas señaladas se han convertido en un alimento diario.

Nos acostumbran a un nivel de dulce que ningún alimento natural puede superar. ¿Quién va a querer fruta si tienes algo más dulce al alcance? ¿O si cada pocos pasos vemos una panadería o una pastelería que huele de maravilla? Es difícil comer fruta en crudo o repostería elaborada con menos carga de azúcar, y mucho menos fruta, que debería ser el alimento más dulce que nuestra boca pruebe.

Daños del consumo regular de azúcar

- Es obesogénico y ayuda a tener sobrepeso.
- Altera la microbiota reduciendo las bacterias que modulan la entrada de calorías y potencia bacterias que producen inflamación.
- Produce dopamina en exceso, que te condiciona a seguir consumiéndolo.
- Altera el sistema nervioso, especialmente en niños con trastorno de déficit de atención, hiperactividad, autismo o síndrome de irritabilidad.
- Aumenta la presión arterial.
- Aumenta el riesgo cardiovascular.

- Produce diabetes o resistencia a la insulina.
- Daña la plasticidad neuronal.
- Reduce y perjudica la memoria y la concentración.
- Deprime el sistema inmunitario.

Si queremos preparar pasteles, bollos o galletas que sean menos dañinos en fechas señaladas o para tomar de vez en cuando, probemos con dátiles, plátano o zanahoria.

Según la OMS, un consumo máximo de 25 g de azúcar al día estaría dentro de lo razonable, lo que vienen a ser seis terrones diarios, o sea, una aberración.

Las solanáceas

Las solanáceas son un grupo de plantas que contienen unos principios activos llamados alcaloides. Hace tiempo que los alcaloides vienen relacionándose con distintos problemas hepáticos y de salud.

La solanina es el alcaloide que causa estos problemas y que puedes observar por su color verde, visible en patatas, tomates poco maduros, pimiento verde y rojo y en la parte inferior de la piel de la berenjena.

Sin embargo, contienen más alcaloides y están poco estudiados, por ejemplo:

- Patata (*Solanum tuberosum*): contiene α-chaconina y α-solanina (compuestas por la solanidina aglicona y chacotriosa y solatriosa, respectivamente).

- Berenjena (*S. melongena*): contiene α-solamargina y α-solasonina (compuestas por la solasodina aglicona y chacotriosa y solatriosa, respectivamente).
- Tomate (*S. lycopersicum*): sus compuestos principales son la α-tomatina y la α-deshidrotomatina.
- Pimiento (*Capsicum annuum*): contiene principalmente capsaicina.

Para reducir al máximo los problemas relacionados con los alcaloides, nunca deben guardarse estos alimentos crudos en la nevera, pues los niveles de solanina aumentan, sino pelarlos y ponerlos en remojo al menos cuatro horas antes de cocinarlos. Esta, en concreto, es la mejor técnica para reducir los alcaloides, que ya aplicaban nuestras bisabuelas: siempre se debe desechar el agua de remojo y después cocinarlos bien, para acabar de disminuir los restos de alcaloides. Por esta razón sentarán mejor cocinados que crudos.

Los pimientos y los tomates se suelen comer crudos en verano. Es cierto que tienen principios antiinflamatorios como el licopeno, pero sus efectos quedan contrarrestados por la presencia de los alcaloides, y por eso pueden provocar permeabilidad intestinal o agravarla si ya la padecemos. Sin embargo, al cocinar el tomate aumenta la biodisponibilidad del licopeno y disminuye el nivel de alcaloides.

Las partes verdes o germinadas de la patata son concentraciones de solanina, que es nociva para el hígado y para la permeabilidad intestinal. Hay que desechar esas partes utilizando un cuchillo para retirar al menos 3 mm por debajo de la zona verde o germinada para reducir la toxicidad.

No debemos olvidar la carga glicémica de la patata, es decir, cómo se traduce en glucosa en nuestro organismo.

Por eso es mejor no abusar de ella y, si se come, enfriarla antes de consumirla. El motivo por el que se recomienda enfriarla en la nevera es que cuando alcanza los 4 °C, su almidón sufre una transformación muy interesante: se transforma en almidón resistente, con un efecto prebiótico superior y con menos capacidad de transformarse en glucosa en nuestra sangre.

Las patatas lilas y rojas de montaña tienen un potencial antiinflamatorio muy superior al de cualquier otra patata. Sus polifenoles ayudan a reducir los marcadores inflamatorios y a prevenir enfermedades, siempre que se coman después de estar en la nevera al menos doce horas o idealmente veinticuatro horas.

Los pimientos (y el resto de las solanáceas) son también responsables de numerosas reacciones alérgicas leves, como erupciones, picor en la garganta, urticaria o, en casos graves, dificultad para respirar. Por esta razón, cuando estamos con mucha reacción dérmica por picadas o tenemos problemas de piel es mejor no tomar ninguna solanácea; lo mismo sucede si tenemos problemas articulares.

Por eso aconsejo valorar nuestra reacción a las solanáceas. Se puede evaluar de dos formas: comparando las IGE (inmunoglobulinas del tipo E en analítica) previas y posteriores a un periodo de un par de meses sin consumirlas o valorando las sensaciones y síntomas en el periodo de descanso y al reintroducirlas en la dieta una a una después.

Estos alimentos no son adecuados si tienes enfermedades autoinmunes o acabas de recibir algún tratamiento que te ha dejado el intestino alborotado y produces heces pastosas.

Carnes rojas, ¿qué hacemos?

Las autoridades sanitarias recomiendan comer la menor cantidad posible de carne roja y sus derivados. Todos lo hemos oído alguna vez, pero ¿por qué motivo lo desaconsejan?

La sostenibilidad es una máxima que debemos integrar en nuestro ADN: no es sostenible seguir manteniendo tantas cabezas de ganado como las existentes, y mucho menos aumentarlas.

No podemos permitirnos sus purines si no se gestionan de forma adecuada, es decir, reciclándolos para poder producir energía tal y como ya se hace en países como Francia. De lo contrario, contaminan los acuíferos y las aguas subterráneas del planeta, lo que daña los ecosistemas que nos rodean y los que están en el otro extremo del planeta.

Si se consume proteína animal, debe potenciarse el animal pequeño, mucho más sostenible y saludable. Consumir carne de ave reduciría drásticamente los niveles de gases invernadero.

Además, las carnes rojas poseen ácido siálico (Neu5Gc), que en algunas personas favorece una inflamación intestinal que puede aumentar la posibilidad de padecer cáncer de colon, uno de los más habituales y problemáticos de hoy en día.

La pérdida de una enzima (la CMAH) durante la evolución de nuestra especie impide que metabolicemos bien este ácido, que, en realidad, es un azúcar que contienen las carnes de cordero, ternera o cerdo. La acumulación de ese ácido siálico en el organismo puede dar lugar a ateroesclerosis, problemas renales y diferentes tipos de cáncer.

Este es la principal causa que relaciona el cáncer con el consumo de carnes rojas y sus derivados, a pesar de que con frecuencia se señala como responsables a los conservantes (nitritos) que contienen los derivados cárnicos. Curiosamente, no se establece esta relación en el caso de otros alimentos que presentan los mismos conservantes. No estoy diciendo que los conservantes cárnicos no sean en parte responsables de favorecer el desarrollo del cáncer, pero probablemente el grueso de la culpa recae en el ácido siálico de la carne.

Las carnes rojas no son los únicos alimentos que contienen ácido siálico. Los lácteos también lo tienen, pero faltan estudios para determinar el impacto real que ejerce en nuestra salud.

Alimentos que contienen ácido siálico

- Caviar (445-530 μg/g)
- Carne de res (25-231 μg/g)
- Queso de cabra (40 μg/g)
- Queso de vaca (10-22 μg/g)
- Carne de cerdo (7-40 μg/g)
- Carne de cordero (14 μg/g)
- Leche entera (2 μg/g)

Si queremos sofocar cualquier conato de inflamación, nada de caviar para desayunar, mejor lo reservamos para ocasiones excepcionales. Y, poniéndonos serios, además de eliminar las carnes rojas (cordero, cerdo y ternera) de nuestra dieta o reducirlas al máximo, debemos controlar el consumo de queso o eliminarlo.

En el recetario verás alguna receta con carne roja en la que se potencia que sea de pasto y de bienestar animal. Valora si cuando comes platos elaborados con carnes rojas de calidad se producen cambios intestinales o en tus deposiciones, eso puede estar indicando tu baja tolerancia al ácido siálico de la carne roja.

Aun así, hay un tipo de carne roja que no contiene ácido siálico y que se encuentra en un ave, el magret de pato. El pato tiene diferentes cargas de miohemoglobina, que es lo que clasifica a las carnes como blancas o rojas. Las patas del pato son carne blanca por su bajo contenido de miohemoglobina, pero el magret o la pechuga presentan niveles más elevados de miohemoglobina. Utilizo mucho este alimento para mejorar anemias leves por inflamación crónica.

Además, es una carne que nos provee de una grasa excepcional que podemos utilizar para cocinar platos exquisitos.

Las grasas

Las grasas son clave en el planteamiento y la elaboración de los platos y recetas que podrás elaborar a continuación. Es importante escoger las grasas adecuadas.

Grasas buenas	Grasas malas
Aceite de oliva virgen extra	Aceite de soja
Ghee	Aceite de girasol
Mantequilla clarificada	Aceite de maíz
Aceite virgen de coco	Margarinas
Grasas de animales de granjas ecológicas o de pasto	Mantecas vegetales
Aceite de colza	

Puedes elaborar aceites de oliva macerados con especias antiinflamatorias o comprarlos. Añadirán potencia antiinflamatoria; la maceración dura al menos tres semanas, y 15 g de especias por litro de aceite es suficiente.

Aceite de ajo: La alicina se libera si no se cocina y se chafa o se macera, sobre todo en lo que respecta a efectos antiinflamatorios, reduciendo el marcador de proteína C reactiva (PCR) y factor de necrosis tumoral alfa (TNF-α).

El ajo potencia la producción de antioxidantes endógenos, como el superóxido dismutasa (SOD) o el glutatión (GSH), importantes no solo contra la oxidación y el envejecimiento, sino también a nivel inmunológico, pues mejoran el reconocimiento de los virus y los combaten.

Aceite de guindilla: La guindilla le dará un toque picante al aceite. Si añades las guindillas secas partidas, se liberará más cantidad de principio activo (capsaicina), que añadirá al aceite un plus de efecto antiinflamatorio, aunque su sabor será más picante. Además, mejorará la digestión, pues estimula la secreción de los jugos digestivos.

Aceite de tomillo: Contiene timol y pequeñas cantidades de otros nutrientes, como potasio, vitamina A, vitamina C y magnesio. Un estudio realizado en 2019 en Barcelona por el Hospital del Mar concluyó que el aceite de oliva enriquecido con polifenoles de tomillo reducía los radicales libres y podría ser útil en el tratamiento de las enfermedades cardiovasculares y la artritis y para reparar daños del ADN.

Aceite al romero y limón: El ácido rosmarínico y el ácido carnósico son los polifenoles que le confieren propiedades antiinflamatorias a esta hierba mediterránea. Tanto en estudios con animales como *in vitro* los resultados antiinflamatorios han sido positivos en casos de dermatitis, psoriasis, osteoartritis, asma o gingivitis.

Aceite a la albahaca: Después de macerar la albahaca fresca se cuela el aceite, que te recordará a la salsa pesto. Con 30 g de albahaca para un litro de aceite, tienes un potente aceite aromatizado. Se trata de un aceite muy digestivo, antiinflamatorio y con vitamina K.

Canela (*Canela cassia*): Nunca he macerado canela en aceite, pero la evidencia de sus beneficios antiinflamatorios lo avala. Bastan cantidades modestas de canela añadidas a cualquier plato; entre 1 y 4 g por día (1 cucharadita) son suficientes. Existen estudios que demuestran que los pacientes que durante semana y media consumieron cantidades similares redujeron los marcadores inflamatorios.

Se pueden beneficiar de la canela los pacientes con diabetes, hígado graso no alcohólico y artritis reumatoide.

Recetas atemporales con carnes

Estas recetas son atemporales, las puedes hacer todo el año, perfectas en cenas tempranas. Si haces caso de la cronobiología, que recomienda evitar hidratos en la cena, una combinación de vegetales y proteína sería, pues, la opción ideal para elaborar y planificar tus cenas.

Encontrarás hamburguesas variadas y para todos los gustos: recetas de aves, caza y otras para las que me he inspirado en la cocina tradicional. En algunas utilizo vinos sin alcohol o kombucha para acercarme a aquellos platos de nuestras abuelas sin que pierdan valor antiinflamatorio.

Superhamburguesas al plato: Utilizo esta receta para convertir una simple hamburguesa en un superalimento que mezcla ingredientes con mucha densidad nutricional o riqueza de nutrientes: brócoli, hígado, carrilleras u oreja, por poner algunos ejemplos. Son alimentos que pueden provocar rechazo, pero forman parte del equilibrio de aminoácidos necesario para dejar atrás la inflamación y los procesos tumorales. Vale la pena «esconderlos» picándolos en casa o en la carnicería y mezclarlos en la proporción que se desee con la carne de pasto que se prefiera usar. Veamos algunos ejemplos, pero fíate de tu gusto ¡y deja volar tu imaginación!

Hamburguesa de carne e hígado con cebollino

Ingredientes:

    200 g de carne de pasto picada
    25-50 g de hígado
    Cebollino al gusto
    1 cucharada de harina de tapioca
    Sal marina bio o de roca al gusto
    Aceite o ghee

Elaboración:

1. Mezcla bien todos los ingredientes picados hasta obtener una masa homogénea. Luego, comprime bien la masa con las manos; aprieta sin miedo, como si la quisieras estrujar.

2. Calienta una sartén con la mínima cantidad posible de aceite o ghee.

3. Baja la potencia del fuego hasta intensidad media.
4. Cocina la hamburguesa al gusto.

Notas y sugerencias:

- ✓ Cuanto menos tiempo cocines la hamburguesa, más vitamina C y glutatión (antioxidante) tendrás.
- ✓ Puedes añadir una yema de huevo para incrementar la densidad nutricional del plato.
- ✓ Acompáñala con germinado de brócoli y espinacas baby.

¡Esto sí que es una hamburguesa!

Hamburguesa de pollo e hígado con orégano

Ingredientes:

200 g picados de pollo campero o criado en libertad
25-50 g de hígado picado
Orégano al gusto
1 cucharada de harina de tapioca
Sal marina bio o de roca al gusto

Elaboración:

1. Mezcla bien todos los ingredientes picados hasta obtener una masa homogénea. Luego, comprime la masa bien con las manos; aprieta sin miedo, como si la quisieras estrujar.

2. Calienta bien una sartén con la mínima cantidad posible de aceite o ghee.
3. A continuación, baja la potencia del fuego hasta intensidad media.
4. Cocina la hamburguesa al gusto.

Notas y sugerencias:

- ✓ Puedes añadir una yema de huevo para aportar más densidad nutricional al plato.
- ✓ Añadir una cucharadita de levadura en polvo aportará un toque de sabor a queso.
- ✓ Acompáñala con pepinillos en vinagre y un poco de rúcula.

Hamburguesa de carne de pasto y brócoli con ajo

Ingredientes:

200 g de carne de pasto
2-3 floretes de brócoli picados
Ajo al gusto
1 cucharada de harina de tapioca
Sal marina bio o de roca al gusto

Elaboración:

1. Mezcla bien todos los ingredientes picados hasta obtener una masa homogénea. Luego, comprime la masa bien con las manos; aprieta sin miedo, como si la quisieras estrujar.

2. Calienta bien una sartén con la mínima cantidad posible de aceite o ghee.
3. A continuación, baja la potencia del fuego hasta intensidad media.
4. Cocina la hamburguesa al gusto.

Notas y sugerencias:

- ✓ Cuanto menos tiempo cocines la hamburguesa, más vitamina C y glutatión (antioxidante) tendrás.
- ✓ Puedes añadir una yema de huevo para incrementar la densidad nutricional del plato.
- ✓ Para darle un toque picante añade wasabi si lo deseas.
- ✓ No es una receta de verano, pero el resto del año podrás encontrar brócoli sin problemas.

Hamburguesa de pavo y col rizada con romero y tomillo

Ingredientes:

200 g de carne de pavo picada
Un par de hojas de col rizada con su nervio
Romero en polvo y tomillo al gusto
1 cucharada de harina de tapioca
Sal marina bio o de roca al gusto
Cayena troceada (opcional)

Elaboración:

1. Mezcla bien todos los ingredientes picados (salvo la cayena) hasta obtener una masa homogénea. Luego,

comprime la masa bien con las manos; aprieta sin miedo, como si la quisieras estrujar.

2. Calienta bien una sartén con la mínima cantidad posible de aceite o ghee.
3. A continuación, baja la potencia del fuego hasta intensidad media.
4. Agrega la cayena y cocínala unos segundos (opcional para darle un toque picante).
5. Añade la hamburguesa y cocínala al gusto.

Notas y sugerencias:

- ✓ Puedes añadir una yema de huevo para aportar más densidad nutricional al plato.
- ✓ Acompáñala con medio boniato al horno.
- ✓ Puedes poner la cayena troceada en el interior de la carne si eres muy valiente y te gustan las emociones fuertes.

Hamburguesa de pavo y sobrasada con cebolla, romero y tomillo

Ingredientes:

200 g de carne de pavo picada
1 cucharada de sobrasada ibérica
¼ de cebolla mediana picada
Romero en polvo y tomillo al gusto
1 cucharada de harina de tapioca

Sal marina bio o de roca al gusto
Cayena troceada (opcional)

Elaboración:

1. Mezcla bien todos los ingredientes picados hasta obtener una masa homogénea. Luego, comprime la masa bien con las manos; aprieta sin miedo, como si la quisieras estrujar.

2. Calienta bien una sartén con la mínima cantidad posible de aceite o ghee.

3. A continuación, baja la potencia del fuego hasta intensidad media.

4. Agrega la cayena y cocínala unos segundos (opcional para darle un toque picante)

5. Añade la hamburguesa y cocínala al gusto.

Notas y sugerencias:

✓ Puedes añadir una yema de huevo para aportar más densidad nutricional al plato.

✓ Acompáñala con cebolletas en vinagre.

Pollo casi tostado

Ingredientes:

¼ de pollo campero
⅓ de taza de caldo de huesos
4 rodajas pequeñas de jengibre

1 cucharada de aceite de coco
1 hoja de laurel
1 cucharadita de canela
Sal bio al gusto
1 diente de ajo machacado
Wasabi (opcional)

Elaboración:

1. En una cazuela marca el pollo con el aceite de coco, las especias, el jengibre y la sal.
2. Sofríe el tiempo suficiente hasta que la piel del pollo se dore ligeramente.
3. Añade el caldo y, cuando haya reducido, aparta la cazuela de la fuente de calor.
4. Añade wasabi si te gusta el toque oriental.

Notas y sugerencias:

- ✓ Puedes hacer esta receta con hígado, pero recuerda que, para aprovechar al máximo este superalimento, no debes cocinarlo mucho; ¡cuanto más crudo mejor!

Pollo con brócoli al pesto de kale

Ingredientes:

1 pechuga de pollo
½ brócoli (los floretes)
Sal al gusto

Para el pesto:

   15 g de albahaca fresca
   1 cucharada de piñones
   1 ajo
   1 cucharada de levadura de cerveza
   ½ vaso de AOVE
   Una hoja de kale

Elaboración:

1. Cocina la pechuga en una sartén y reserva.
2. En la misma sartén y aprovechando los jugos que haya soltado el pollo, añade AOVE y saltea el brócoli 3 minutos como mucho.
3. Entretanto, tritura todos los ingredientes para el pesto en un vaso de minipímer.
4. Tritura el brócoli con la salsa al pesto.
5. Sirve la pechuga y vierte el pesto encima.

Notas y sugerencias:

- ✓ La albahaca aporta digestibilidad, reduce gases, es antiinflamatoria por su contenido en ácido rosmarínico y ofrece una buena dosis de clorofila.
- ✓ No es una receta de verano, pero el resto del año la podrás hacer sin problema.

Pollo con falsa salsa de queso al romero

Ingredientes:

- 1 o 2 pechugas de pollo (o pavo)
- ½ vaso de caldo de verduras
- 2-3 cucharadas de levadura nutricional
- 1 cucharada de harina de tapioca
- AOVE
- Orégano seco al gusto
- Romero en polvo al gusto
- Sal al gusto

Elaboración:

1. Cocina la pechuga de pollo (o pavo) a fuego medio.
2. Cuando empiece a dorarse, añade el aceite, el romero, el orégano, la sal, la levadura nutricional y el caldo.
3. Cuando los ingredientes estén mezclados, saca la pechuga y resérvala en el plato.
4. Añade la tapioca a la sartén sin dejar de remover hasta obtener una salsa untuosa.
5. Emplata el pollo con la salsa por encima.

Notas y sugerencias:

✓ La levadura nutricional aporta cierto aroma a queso y es un gran aliado de la densidad nutricional, ya que ayuda a enriquecer tus platos con vitaminas del grupo B, la B12 y minerales como el zinc, el selenio y el cromo, además de la colina: un excelente cóctel para la salud cerebral.

Pechuga o contramuslo de pollo con brócoli al pesto

Ingredientes:

    1 pechuga de pollo o contramuslo cortado en dados del tamaño de cubitos de hielo
    ½ ramillete de brócoli (puedes usar un ramillete entero) cortado en trozos de tamaño similar al pollo
    Albahaca al gusto (cuanta más mejor)
    1 o 2 cucharadas de levadura de cerveza en polvo
    Ajo al gusto
    Sal marina bio o de roca al gusto
    1 o 2 cucharadas de AOVE o ghee (o mantequilla clarificada)

Elaboración:

1. En una sartén a fuego medio y con el mínimo de aceite posible, fríe el pollo 10 minutos.
2. Añade el brócoli y el ajo chafado y troceado.
3. Cuando el ajo esté doradito, y sin dejar de remover, añade las hojas de albahaca picadas. Remueve un par de minutos más.
4. Apaga el fuego y agrega la levadura de cerveza, el ghee o el AOVE.
5. Sala al gusto y sigue removiendo hasta que todos los ingredientes estén bien mezclados.

Notas y sugerencias:

    ✓ Puedes añadirle un toque picante con jengibre rallado o aceite de cayena.

- ✓ Chafamos el ajo para que libere alicina, que contiene sus propiedades antibióticas.
- ✓ El brócoli está disponible todo el año, excepto en verano, cuando puedes sustituirlo por zanahoria y al final añadir unas judías verdes hervidas 6 minutos.
- ✓ Salvo en verano, podrás hacer esta receta durante todo el año.

Una de pularda que te crío a la salsa de madroño

Ingredientes:

½ pularda
1 taza de madroños
1 zanahoria rallada
2 dedos de vaso de vinagre de manzana
½ taza de caldo de verduras
1 cucharada de AOVE al romero
Sal al gusto

Elaboración:

1. Cocina la pularda a tu gusto al horno o a la parrilla con el aceite de romero, y reserva.
2. Entretanto, prepara la salsa.
3. En una sartén saltea los madroños y la zanahoria rallada hasta que se disuelvan los madroños.
4. Añade el vinagre y reduce.
5. Agrega el caldo y mantén al fuego hasta que reduzca.

6. Corrige de sal.
7. Por último, tritura. Sirve la pularda y vierte la salsa por encima.

Notas y sugerencias:
- ✓ La pularda es rica en niacina (vitamina B3), muy necesaria para la salud intestinal y de la piel.

Gallina a la antigua

Ingredientes:
- ¼ de gallina
- 50 g de harina de tapioca
- ¼ de vaso de caldo de pollo (60 ml aprox.)
- 6 dientes de ajo chafados
- 2 huevos cocidos
- AOVE
- Sal al gusto

Elaboración:
1. Sazona la gallina y saltéala en una cazuela con un poquito de AOVE para que la piel se dore.
2. Añade los ajos, la harina y el caldo.
3. Lleva a ebullición suave durante 5 o 6 minutos con tapa para que la gallina se cueza bien sin que quede seca.
4. Saca la gallina y emplata.

5. Elabora la salsa triturando los ingredientes que han quedado en la cazuela junto con los huevos cocidos.

6. Añade esta salsa por encima de la gallina.

Notas y sugerencias:

- ✓ Si te gustan las especias, puedes utilizar también clavo, laurel, tomillo o romero en el paso 2.

Solomillo de pavo al queso, sin queso

Ingredientes:

    200 g de solomillo de pavo cortado en rodajas de dos dedos de grosor
    ¼ de vaso de vino blanco desalcoholizado
    1 cebolla pequeña bien picada
    100 ml de nata de coco
    4 cucharadas de queso de coco (tipo parmesano)
    AOVE
    Orégano y romero en polvo al gusto
    Sal al gusto

Elaboración:

1. Pinta las rodajas de solomillo con aceite de oliva.
2. Sálalas y espolvorea con orégano y romero.
3. En una sartén a fuego fuerte márcalas, pero poco tiempo para que no se haga costra.
4. Retira el solomillo.

5. En la misma sartén añade la cebolla para que se mezcle con los jugos que ha soltado el solomillo. Puedes añadir un poco de ghee si lo deseas y un poco de sal.
6. Sin que la cebolla se dore demasiado vierte el vino desalcoholizado.
7. Mantenlo en el fuego hasta que el vino reduzca un poco.
8. Añade la nata y el queso de coco junto con las especias (si te gusta el sabor especiado) hasta que quede una salsa espesa.
9. Ahora ¡tan solo te queda añadirla por encima del solomillo!

Notas y sugerencias:

- ✓ Siempre conservaremos más nutrientes si no cocinamos demasiado las carnes rojas; cuanto menos, mejor.

Solomillo de pavo al alioli

Ingredientes:

1 solomillo de pavo entero, sin cortar
2 dientes de ajo
Dos tiras no muy gruesas de panceta ibérica
Sal de manantial o de roca al gusto
AOVE al gusto

Para el alioli:

⅓ de vaso de AOVE
2 ajos

La yema de 1 huevo
1 cucharada de sobrasada ibérica sin conservantes
1 cucharadita de miel

Elaboración:

1. Envuelve el solomillo con la panceta (se sujeta con palillos) y reserva.

2. En una sartén con aceite dora los ajos sin pelar y retíralos.

3. En la misma sartén añade más aceite (al gusto) y marca el solomillo. Retira.

4. Para elaborar la salsa de alioli, primero chafa el ajo con la yema de huevo y el AOVE.

5. Luego, mezcla con la miel y la sobrasada.

6. Por último, sirve el solomillo y la salsa de alioli por encima

Notas y sugerencias:

✓ Para el alioli no usamos la clara pues es un poco inflamatoria.

✓ Esta salsa es una forma de aprovechar las propiedades antibióticas del ajo. La alicina solo se libera si el ajo se chafa; si se lamina, no se libera igual.

Codornices con verdura inspiradas en Aragón

Ingredientes:

2 codornices enteras o en cuartos
50 g de panceta ibérica
1 cebolla
¼ de col rizada
1 zanahoria mediana
Un puñado de borrajas
½ vaso de caldo de huesos
1 cucharada de manteca de cerdo ibérica o ghee
Sal marina bio o de roca al gusto
Romero en polvo al gusto

Elaboración:

1. Corta todos los ingredientes vegetales como más te guste.

2. En una sartén saltea las verduras con la manteca de cerdo o el ghee y un poco de romero en polvo. Retira antes de que se doren.

3. En la misa sartén saltea las codornices y la panceta (lo puedes hacer con jamón ibérico).

4. Cuando estén doraditas incorpora las verduras salteadas que has reservado.

5. Saltéalo todo un par de minutos.

6. Vierte el caldo de huesos y tenlo al fuego hasta que se reduzca a tu gusto.

7. Ajusta el punto de sal.

Notas y sugerencias:

- ✓ En caso de catarro o gripe, puedes añadir tomillo y ajos chafados.

Pato al horno con boniato

Ingredientes:

½ pato
1 boniato grande pelado y cortado en rodajas finas
1 cebolla roja (yo uso la de Figueras) cortada en cuartos
½ vaso de caldo de verduras (120 ml aprox.)
Laurel y romero al gusto
Sal al gusto

Elaboración:

Lo más difícil de esta receta es pelar y cortar el boniato en rodajas, el resto es muy sencillo:

1. En una bandeja o cazuela para horno pon una cama de boniato.
2. Esparce las especias y la sal por encima.
3. Agrega el caldo.
4. Coloca el pato encima.
5. Hornea 45 minutos a 160 °C. Pon el pato con la piel vista para que se dore.

¡Brutal si te gusta el pato!

Pato agridulce de madroños

Ingredientes:

½ pato
1 taza de madroños
1 cucharadita de miel de mil flores o romero
1 cucharada de vinagre de manzana
1 rabanito
¼ o ½ taza de caldo de pollo
Sal al gusto

Elaboración:

1. En una sartén marca el pato y reserva.
2. En la misma sartén pon los madroños, el vinagre, la miel y el rabanito rallado.
3. Cocina hasta que los madroños estén tiernos y la salsa haya espesado.
4. Añade el caldo y remueve unos minutos.
5. Sazona y tritura todo.
6. Cocina la salsa conjuntamente con el pato 10 minutos con tapa y a fuego bajo.

Notas y sugerencias:

✓ Fuera de la época invernal, cuando no vamos a encontrar madroños, podemos hacer la salsa con frutos del bosque como arándanos y frambuesas.

Magret de pato a mi manera

Ingredientes:

- ½ magret de pato
- 1 cebolla cortada en dados pequeños
- ½ cucharadita de canela en polvo
- 40 g de arándanos secos (o 125 g frescos)
- ½ vaso de caldo de verduras
- 1 manzana ácida en rodajas
- Sal bio gruesa al gusto

Elaboración:

1. En una sartén marca bien la parte del magret que no tiene la capa de grasa. Voltéalo y saltéalo por la parte de la grasa hasta dorarlo un poquito. El centro del magret debe quedar poco hecho. Reserva.
2. Con el aceite que queda en la sartén cocina la cebolla, la canela y los arándanos hasta que la cebolla quede transparente.
3. Tritura la mezcla (opcional). Reserva.
4. En la misma sartén saltea la manzana.
5. Corta el magret en rodajas.
6. Monta el plato de la siguiente forma:
   - ✓ Pon una capa de manzana salteada.
   - ✓ Añade las rodajas de magret.
   - ✓ Cubre con la salsa de cebolla y arándanos.

Conejo de la tía Pili

Ingredientes:

- ½ conejo cortado en cuartos
- ½ vaso de caldo de verduras (125 ml aprox.)
- ½ cabeza de ajos enteros con piel
- Unos pocos piñones
- 1 hígado de conejo
- Perejil picado al gusto
- ½ vaso de vino desalcoholizado (aunque la tía lo hacía con alcohol) (125 ml aprox.)
- 1 rama de canela
- 2 clavos
- AOVE al gusto
- Sal al gusto

Elaboración:

1. En un mortero tritura o pica los piñones, el hígado de conejo y los clavos. Añade un dedo de caldo de huesos para hacer una pasta. Reserva la picada.
2. En una sartén sella el conejo con un poquito de AOVE.
3. Añade el perejil picado, los ajos, la canela, el vino desalcoholizado y el caldo de verduras y deja cocer 20 minutos a fuego medio y tapado.
4. Agrega la picada al guiso, remueve 1 minuto y retira del fuego.
5. Corrige de sal y sirve.

Conejo a la canela

Ingredientes:

½ conejo troceado en octavos o cuartos
1 cucharadita de canela en polvo
1 diente de ajo machacado
½ vaso de caldo de verduras (100 ml aprox.)
¼ de vaso de vino blanco desalcoholizado
AOVE
Perejil al gusto
Sal bio al gusto

Elaboración:

1. En una cazuela dora el conejo con un chorrito de aceite a fuego medio.

2. Añade el ajo, el perejil y el caldo de verduras; tapa y cuece a fuego medio hasta que el caldo se haya consumido.

3. Agrega la canela y el vino desalcoholizado, y cuece unos 10 minutos más.

4. Apaga el fuego y vierte un chorrito de aceite si quieres que quede más gustoso.

La ventaja de utilizar vinos desalcoholizados es que los niños y las personas que no quieren tomar alcohol pueden disfrutar del sabor del plato sin problemas. Recuerda que, por poco que se añada, el alcohol de los guisos tarda dos horas en evaporarse por completo.

Conejo con amor de espárrago

Ingredientes:

½ conejo troceado en octavos
100 g de espárragos verdes finos o de bosque en trozos de 4 o 5 cm
¼ de vaso de caldo de verduras (50 ml aprox.)
¼ de taza de AOVE
Romero en polvo al gusto
Perejil al gusto
Sal al gusto

Elaboración:

1. Sazona el conejo y, en una cazuela con AOVE, saltéalo junto con los espárragos y el romero en polvo.
2. Añade el perejil picado y el caldo de verduras.
3. Cocina hasta que el conejo esté blando.

Notas y sugerencias:

- ✓ El romero siempre protege el aceite de oliva de la oxidación y cuida nuestra salud hepática, además de ser una planta *antiaging*.
- ✓ Los espárragos suelen ser un producto de primavera, pero es probable que con la locura de los cambios estacionales los encuentres también en otras épocas.

El cordero de la suegra (la yaya Mari Cruz)

Ingredientes:

- 300-400 g de cordero
- 400 g de boniatos pelados o lavados y cortados en rodajas de un dedo de grosor
- 2 dientes de ajo chafado y troceado
- 1 hoja de laurel
- 2 cucharadas de AOVE
- Unos dedos de caldo de verduras
- Sal al gusto

Elaboración:

1. En una bandeja de horno dispón los boniatos en rodajas, los ajos, el aceite, la sal, el caldo y el laurel.
2. Sazona la carne y colócala sobre la cama de boniato.
3. Hornea a 160 °C unos 45 minutos.

Notas y sugerencias:

- ✓ Yo no puedo evitar añadir romero, aunque mi suegra no usa. Modifica a tu gusto esta receta.

Recetas con pescado

Las recetas con pescado pueden ser atemporales en la mayoría de los casos, aunque en ciertas épocas del año algunas variedades se encuentran menos en las lonjas o pescaderías por cuestiones migratorias de los peces. Siempre se puede cambiar un pescado blanco por otro, o un pescado azul por otro sin problema. Los pescados azules grandes no se contemplan en este recetario por tener en su interior demasiados tóxicos como metales pesados, pesticidas o microplásticos.

Debido al calentamiento de las aguas de todo el planeta la presencia de anisakis ha aumentado. En España se estima que puede estar entre el 36-55 % del pescado que consumimos, aunque en algunas zonas puede ser inferior. Aconsejo cocinar muy bien el pescado, o si eres como yo y te gustan los ceviches o el pescado poco cocinado, congélalo durante cuarenta y ocho horas antes de prepararlo para comerlo.

Los platos de pescado son una excelente opción para aportar proteína en las cenas por ser más digestivos que las carnes.

Calamares a la plancha con salsa de cilantro

Ingredientes:

    4 calamares
    Una cucharada de cilantro picado
    2 cucharadas de AOVE

Elaboración:

1. Cocinar a la plancha los calamares y añadir el aceite mezclado con el cilantro picado una vez servidos y fuera del fuego.

Carpaccio de bacalao

Ingredientes:

    250 g de bacalao desalado
    4-6 rodajas de remolacha cortadas con mandolina
    Albahaca fresca al gusto
    ½ chalota
    1 cucharada del zumo de 1 limón
    2 cucharadas de AOVE
    Pimienta rosa molida al gusto

Elaboración:

1. Congela el bacalao ligeramente para poderlo cortar bien fino.
2. En un plato extiende láminas muy finas de bacalao y espolvorea pimienta rosa por encima.
3. Prepara una vinagreta con la remolacha en rodajas, la chalota, la albahaca fresca, el zumo de limón y el aceite de oliva.
4. Añade la vinagreta por encima del bacalao.

Bacalao con cardo

Ingredientes:

    1 lomo de bacalao (200-300 gr)
    150 g de cardo
    ½ vaso de vino desalcoholizado
    Ajo, cayena y perejil al gusto
    4 cucharadas de AOVE de romero

Elaboración:

1. En una cazuela cuece el cardo hasta que quede tierno. Escurre, pero reserva el agua.
2. En una sartén marca el lomo de bacalao fresco y reserva.
3. En la misma sartén saltea el cardo escurrido con el ajo, el aceite de romero, la cayena y el vino blanco desalcoholizado durante 3 minutos.
4. Añade el bacalao y el agua del cardo (1 vaso) con el fuego apagado, y deja que se mezclen los sabores antes de servir.

Notas y sugerencias:

- ✓ Este plato es sabrosísimo y muy rápido de hacer, es una base que se puede complicar tanto como quieras o como tu imaginación y dotes culinarias te permitan.
- ✓ No escatimes en gastos y compra un cardo de calidad para que quede tierno o tendrás un cardo que podrás vender como goma de mascar.
- ✓ El bacalao es el rey del pescado blanco por su contenido en omega-3, y eso lo convierte en un gran aliado.

Bacalao con boniato pochado

Ingredientes:

1 lomo de bacalao (200-300 g)
1 boniato mediano
2 dientes de ajos enteros
Cebollino al gusto

¾ de vaso de AOVE
Sal al gusto

Elaboración:

1. En una cazuela a fuego medio pon a calentar el aceite con los ajos enteros pero chafados.//
2. Corta el boniato en láminas no muy gruesas.
3. Coloca las rodajas de boniato en el aceite, tapa la cazuela y cocina a baja temperatura 45 minutos.
4. Apaga el fuego, añade el bacalao y el cebollino por encima, tapa de nuevo y espera a que el bacalao «sude gelatina», lo que indicará que está en su punto.
5. Con una espátula retira el bacalao con cuidado y escurre el aceite antes de emplatarlo.

Notas y sugerencias:

- ¡Es tan fácil que parece mentira lo rico que queda! El boniato se deshace, queda untuoso y contrarresta a la perfección el punto de sal del bacalao. El cebollino aporta mucho sabor y le da un añadido antiinflamatorio, digestivo y laxante.
- Puedes aprovechar el aceite sobrante para mezclarlo en un puré de verduras; le dará sabor. No lo vuelvas a cocinar, añádelo en el mismo momento en que tritures las verduras.
- Puedes utilizar cilantro si no te pasa como a mí, que soy intolerante genético y me sabe a jabón de lavaplatos. No hay solución por mucho que lo intentes, a no ser que te gusten los chupitos de detergente.

Rollitos de col con salmón y langostinos

Ingredientes:

- 3 hojas de col
- 75 g de salmón fresco
- 4 langostinos
- ½ cebolla pequeña
- ¼ de puerro
- ½ diente de ajo
- Sal al gusto
- Unos tallos de cebollino
- AOVE al gusto

Para la salsa:

- 1 cucharada de tamari
- 1 cucharada de agua
- Una pizca de jengibre rallado
- 1 cucharadita de vinagre de manzana

Elaboración:

1. Escaldar las hojas grandes de col (1 min) y reservar.
2. Saltear en AOVE las verduras cortadas en juliana durante 5 minutos y añadir las gambas y el salmón cortados para cocinarlos con las verduras un par de minutos más.
3. Rellenar las hojas de col con las verduras y el pescado, añadiendo el cebollino y la sal al gusto.
4. Puedes cerrar las hojas con palillos o simplemente hacer paquetes para servir.

Salmón a baja temperatura

Ingredientes:

150-200 g de filete de salmón
1 cucharada de AOVE
Sal y pimienta al gusto

Para el aliño:

1 chalota cortada en cubitos
1 cucharada de vinagre de manzana
2 cucharaditas de perejil fresco finamente picado
1 cucharadita de cebollino fresco finamente picado
1 cucharadita de albahaca fresca finamente picada
1 cucharadita de estragón fresco finamente picado
2 cucharadas de AOVE
Sal al gusto
Pimienta blanca al gusto

Elaboración:

1. Salpimienta el salmón, úntalo con un poco de aceite de oliva y ponlo en una fuente de horno.
2. Hornéalo a 105-110 °C durante 20-30 minutos.
3. Entretanto, prepara el aliño de la siguiente manera:
   - ✓ Macera durante 15 minutos la chalota con el vinagre de manzana.
   - ✓ En otro recipiente mezcla las hierbas aromáticas picadas con el aceite de oliva y la sal.
   - ✓ Incorpora la chalota y buena parte del vinagre de maceración al aliño de hierbas frescas.

4. Saca el salmón del horno, trocéalo y rocía el aliño por encima.

Notas y sugerencias:

- ✓ Este plato se puede tomar frío o a temperatura ambiente.
- ✓ La cocción del salmón a baja temperatura le va a conferir una textura húmeda y suave al pescado.
- ✓ Es una receta ideal para el verano.

Pulpo con mayonesa de anchoas y alcaparras

Ingredientes:

1 pata de pulpo cocida

Para la mayonesa de anchoas:

3 filetes de anchoa
1 cucharadita de alcaparras encurtidas
AOVE al gusto
1 huevo
Sal al gusto
Un chorrito de vinagre de manzana o limón

Elaboración:

1. Corta la pata de pulpo en rodajas gruesas.
2. En una sartén fríelas con un poco de AOVE.
3. Sirve con un poco de mayonesa de anchoas por encima.

Para elaborar la mayonesa de anchoas:

1. Prepara una mayonesa con la batidora.
2. Añade los filetes de anchoa y las alcaparras, y tritura de nuevo.

Trucha al horno con panceta ibérica

Ingredientes:

1 trucha
200 g de panceta ibérica
1 cebolla
Perejil, cebollino y albahaca al gusto
½ vaso de caldo de ave
Sal al gusto
AOVE al gusto

Elaboración:

1. Precalienta el horno a 220 °C.
2. Aceita el pescado e impregna la piel con las especias y la sal.
3. Envuélvelo con la panceta, de la cabeza a la cola.
4. En una fuente para horno coloca el pescado encima de la cebolla laminada, vierte el caldo y sazona.
5. Cocina la trucha en el horno hasta que la panceta se haya dorado.
6. Si quieres, una vez emplatada, puedes rociarla con un poco de aceite. ¡Y a comer!

Notas y sugerencias:

- ✓ Es importante saber que la trucha inhibe la vitamina B1 imprescindible para gestionar correctamente la insulina. Por esta razón este plato no debe ir acompañado de carbohidratos, pues generaríamos una mala eliminación de la glucosa que llegue a las arterias, lo que afectaría a nuestra salud cardiovascular. Recordemos que esto mismo sucede con el café y el té verde, que no deben ir acompañados de carbohidratos. Podemos combinarlos con comidas o desayunos cetogénicos, o separarlos de las ingestas al menos una hora.

Recetas de invierno

El invierno nos invita a tomar platos calientes, pero no por ello descuidemos las ensaladas frías o templadas.

En las cenas, a no ser que haya luz natural o sean tempranas, no debes tomar ensaladas, pues son más difíciles de digerir y ocasionan retención de líquidos. Por eso muchas mujeres, sobre todo, pueden ver variaciones en la báscula de dos o incluso tres kilos de un día para otro.

En esta temporada predominan las crucíferas: col rizada, kale, brócoli, coles de Bruselas o romanesco, que estimulan el sistema inmunitario y la limpieza intracelular. No nos olvidamos de las liliáceas: ajo, ajo tierno, cebolla, puerro o chalotas.

Además de hojas amargas que fomentan la acción hepática y digestiva, verás que en las siguientes recetas hay presencia de cítricos, como naranjas y limones, para asegurar un mínimo de antioxidantes y polifenoles que ayudarán a nuestra microbiota a estar equilibrada y fuerte.

En esta época de temperaturas más frías, aumentamos las grasas saludables ricas en vitaminas liposolubles (K, E, D, A), absolutamente imprescindibles para la buena salud y hoy en día muy disminuidas en nuestras mesas y cocinas.

Se aumenta también la proteína animal para promover la termogénesis y poder enfrentarnos a las posibles infecciones víricas comunes. Sin las proteínas suficientes no podemos cumplir con nuestras exigencias inmunitarias, puesto que nuestras defensas se forman a partir de derivados de la proteína.

Caldo de shiitake

Ingredientes:

   35 g de setas shiitake frescas
   100 g de gambas congeladas
   375 g de agua
   1 cucharadita de vinagre de manzana (7,5 g)
   1 cucharadita de salsa tamari (10 g)
   1 g de sal
   1,5 g de jengibre fresco rallado
   3 cm del tallo de una cebolleta tierna cortada en rodajas finas (opcional)
   Una pizca de pimienta blanca

Elaboración:

1. Pon a cocer durante 10 minutos las setas laminadas con el agua, el vinagre de manzana, la sal y el jengibre rallado.
2. Añade la cebolleta y la pimienta blanca, y cocina durante 1 o 2 minutos más.

3. Apaga el fuego y agrega el tamari.

4. Añade las gambas previamente salteadas en una sartén.

Caldo de huesos con un toque oriental

Ingredientes:

400 ml de caldo de huesos (se puede comprar o elaborar con 1 kg de huesos, laurel y 6 litros de agua, hirviendo 1 hora en olla exprés o 5 horas en olla tradicional, a fuego bajo y tapado)
1 hoja de acelga troceada
100 g de pechuga de pollo cortada en dados
1 cucharadita de salsa tamari
½ cucharadita de jengibre rallado

Elaboración:

1. En una cazuela pon a hervir el caldo.

2. Añade la parte del tronco de la acelga. Lleva a ebullición 4 minutos.

3. Agrega la parte verde de la acelga. Lleva a ebullición 2 minutos.

4. Incorpora el pollo y el jengibre. Lleva a ebullición 2 minutos.

5. Retira del fuego y añade el tamari. Remueve y sirve.

Notas y sugerencias:
- ✓ Se puede elaborar con otro tipo de caldo: de verduras, de pollo, de cocido, pero el valor nutricional de los huesos es muy superior por el aporte de colágeno.

Crema de verduras de invierno

Ingredientes:

200 g de verduras
2 cucharadas de ghee de cabra o vaca
Sal y especias (perejil, orégano, cilantro, albahaca, cebollino, clavo, romero o ajo)
2 vasos de caldo de huesos o verduras
Toppings: germinados, migas de bacalao, tacos de jamón ibérico, trozos de pollo...

Elaboración:
1. Este plato es un genérico, así que escoge las verduras que tengas a mano y córtalas en trozos medianos para saltearlas un par de minutos a fuego medio con el ghee de cabra o vaca o aceite de oliva.
2. Añade el caldo y las especias que desees. Lleva a ebullición 4 minutos aproximadamente y tritura bien hasta obtener la textura que te guste.
3. Sirve y añade encima los *toppings* que te apetezcan.

Notas y sugerencias:
- ✓ El ghee de cabra le da al plato un sabor a queso muy potente que puede gustar a los amantes del queso sin

que tengan que preocuparse de las consecuencias de la inflamación que muchos lácteos provocan.

✓ Los *toppings* en las cremas cumplen una doble función: mejoran el aspecto de la crema, haciéndola más atractiva, y potencian la digestión, pues nos obligan a masticar y ensalivar, con lo que aumenta la digestibilidad.

Salteado rápido de endivias, puerro y zanahoria con chorizo

Ingredientes:

1 endivia cortada en juliana
½ puerro cortado en juliana
1 zanahoria cortada en rodajas finas
50 g de chorizo
Aceite de cayena y sal al gusto

Elaboración:

1. Saltear todos los ingredientes cuando la sartén esté bien caliente durante 1 o 2 minutos a fuego medio alto removiendo continuamente para evitar que se quemen.

Notas y sugerencias:

✓ Escoger un buen chorizo es importante. Busca chorizos elaborados con sal, pimentón, carne magra y grasa de buena calidad. Lee con atención la etiqueta; aunque compres un chorizo ibérico, no siempre reúne estas condiciones.

Salteado rápido de col rizada

Ingredientes:

½ manzana o pera cortada en dados
¼ de col rizada cortada con mandolina
1 zanahoria pequeña cortada en rodajas
Tacos de jamón ibérico o setas al gusto
4 cucharadas de AOVE
1 cayena (opcional)

Elaboración:

1. Saltea todos los ingredientes a fuego alto durante 1 o 2 minutos sin dejar de remover, y se acabó. Tardas más en pelar y cortar que en cocinar, así que búscate un pinche y te sentirás como un chef, pero sin estrella Michelín.

2. Escoge la pera si tienes un poco de estreñimiento, y la manzana si, por el contrario, andas con el vientre suelto.

Acelgas rellenas de pollo

Ingredientes:

4 hojas de acelga
200 g pechuga de pollo
½ zanahoria
½ cebolla
35 ml de AOVE
1 ramita de tomillo

Elaboración:

1. En una cazuela con el aceite de oliva pocha la cebolla y la zanahoria.
2. Corta las pechugas en tiras o dados, para que se cocinen por igual y no queden partes secas.
3. Añade la pechuga de pollo y el tomillo a la cazuela.
4. Tritura todo y rellena las hojas de acelga formando saquitos.
5. Sirve sobre puré de zanahoria al gusto.

Ensalada de hinojo y fresas con queso feta

Ingredientes:

¼ de bulbo de hinojo cortado en láminas bien finas
100 g de fresas o fresones BIO cortados en láminas
12 ml de AOVE (2 cucharadas)
1 cucharadita de zumo de limón
1 cucharadita de menta fresca picada
5 avellanas tostadas partidas
30 g de queso feta desmenuzado
Sal y pimienta blanca al gusto

Elaboración:

1. En un bol mezcla las fresas y el hinojo junto con el aceite, el limón y la menta.
2. Salpimienta al gusto.
3. Añade las avellanas tostadas y el queso feta desmenuzado.

Notas y sugerencias:

✓ Puedes añadir unos arándanos frescos o secos.

Guiso de verduras con chorizo ibérico y huevo

Ingredientes:

2 vasos de caldo de pollo o huesos
100 g de acelgas cortadas y lavadas
1 zanahoria cortada en medias rodajas
1 cebolla mediana cortada en medias lunas
Unas rodajas de chorizo ibérico sin conservantes
1 huevo
1 cucharadita de romero en polvo
Sal al gusto
2 cucharadas de ghee o AOVE

Elaboración:

1. En una sartén saltea la cebolla en el ghee o aceite, sin que llegue a dorarse, a fuego medio-alto.

2. Añade el chorizo, la zanahoria y el romero en polvo. Remueve.

3. Agrega las acelgas y el caldo hasta que hierva. Incorpora entonces el huevo, cocina todos los ingredientes 5 minutos a fuego medio, y listo, ¡ya tienes una sopa reconfortante y rica!

Notas y sugerencias:

✓ Es importante que el chorizo tenga los ingredientes que nos interesan para que entre dentro de este libro:

carne magra, grasa natural del tocino, sal, pimentón, otras especias y tripa.

Recetas de primavera

«La primavera la sangre altera», se dice, y así es, pues en esta estación aumentan el cortisol y las alergias y encima nos cambian la hora, y todo ello acaba produciendo astenia y síntomas alérgicos.

Las recetas de esta estación tienen menos cantidad de grasa, ya que no es tan necesaria cuando las temperaturas dejan de ser gélidas o frías. Se aumentan los crudos en forma de ensaladas y se incrementan las proteínas vegetales y los micronutrientes que nos protegerán más del sol, como los germinados.

Ensalada de verduras salteadas

Ingredientes:

- 100 g de espinacas salteadas 1 minuto
- Rúcula al gusto
- ½ manzana (cruda o salteada)
- Arándanos secos con judías verdes
- 4-5 nueces con curri
- Semillas de sésamo tostadas al gusto
- 1 cucharada de avellanas partidas
- 20 g de queso feta

Para el aliño:

AOVE
Vinagre de manzana
Sal

Elaboración:

1. Tan solo mezcla los ingredientes y añade el aliño.

Verduras salteadas con pesto de espirulina

Ingredientes:

50 g de judías verdes cortadas en trozos de unos 3 cm (y a lo largo si son muy gruesas)
50 g de espárragos verdes cortados en trozos de unos 3 cm
50 g de champiñones laminados
Un chorrito de AOVE

Para la salsa pesto:

40 g de nueces
15 g de avellanas tostadas
15 g de albahaca
¼ de cucharada de moka de espirulina en polvo
130 ml de AOVE
5 g de sal

Elaboración:

1. Primero elabora la salsa pesto triturando todos los ingredientes que se indican.

2. En una sartén con un chorrito de AOVE saltea los espárragos y las judías verdes. Reserva.

3. En la misma sartén saltea los champiñones a fuego fuerte.
4. Mezcla los champiñones y los espárragos, y deja que se enfríen.
5. Mezcla todos los ingredientes de la salsa pesto y sirve por encima.

Verduras con aliño de alcaparras

Ingredientes:

50 g de judías verdes cortadas en trozos de unos 3 cm
30 g de espárragos cortados en trozos de unos 3 cm
30 g de guisantes
¼ de brócoli cortado en flores
Un chorrito de AOVE

Para la vinagreta:

75 ml de AOVE
2 cucharadas de zumo de limón (30 ml)
2 cucharadas de vinagre de manzana (30 ml)
2 dientes de ajo picados
1 cucharadita de mostaza de Dijon
1 cucharadita de alcaparras picadas
½ cucharadita de sal

Elaboración:

1. Cuece los guisantes con agua durante 5 minutos y reserva.

2. Escalda el brócoli durante 1 minuto. Tiene que quedar al dente.

3. En una sartén con un chorrito de AOVE saltea los espárragos y las judías verdes. Reserva.

4. Mezcla las verduras y deja que se enfríen.

5. Mezcla todos los ingredientes de la vinagreta y sirve al gusto.

Ensalada de col lombarda y pollo

Ingredientes:

Pollo frío del día anterior
Un puñado de col lombarda cortada en tiras
1 naranja o kumquats (4-5) a gajos
½ puñado de menta muy picada
1-2 cucharadas de germinados de rábano
3 cucharadas de AOVE
1 cucharada de salsa tamari
1 zanahoria pequeña rallada

Elaboración:

1. Mezcla todos los ingredientes como te dé la real gana y te apetezca.

Notas y sugerencias:

✓ Si la col lombarda te provoca distensión abdominal, tienes una disbiosis que debes tratar. En este libro tienes las opciones FODMAP que podrás seguir hasta que te recuperes bajo la supervisión de un especialista de medicina integrativa o PNIE.

Borrajas y acelgas con crema de jamón ibérico

Ingredientes:

    100 g de acelgas
    100 g de borrajas
    2 vasos de leche de coco
    1 hueso de jamón
    1 cucharada de ghee
    Sal al gusto
    50 g de taquitos de jamón ibérico

Elaboración:

1. Corta los tallos y reserva las hojas de acelga; no usaremos la hoja de las borrajas.

2. En una cazuela hierve las verduras 5 minutos y resérvalas en agua con hielo o muy fría para que conserven los nutrientes y el color.

3. En una cazuela tapada y a fuego muy bajo hierve el hueso de jamón en la leche de coco durante como mínimo media hora.

4. Aparta el hueso de jamón y tritura la leche de coco con las hojas de acelga escaldadas.

5. Saltea 1 minuto las pencas reservadas con el ghee y añade la salsa de leche de coco con los tacos de jamón por encima.

Notas y sugerencias:

- ✓ Con esta receta convertimos un plato de verduras muy saludables en un gusto para el paladar. La borraja es rica en un ácido graso antiinflamatorio, el alfa linolénico, el único omega-6 que aconsejo. Pero al ser poliinsaturado tenemos que cocinarla lo menos posible.

Borrajas con falsa bechamel

Ingredientes:

200 g de borrajas
1 cebolla bien picadita
3-4 cucharadas de ghee
Nuez moscada al gusto
1 cucharada de harina de yuca
½ vaso de caldo de pollo
AOVE

Elaboración:

1. Escalda las borrajas y reserva.
2. En una sartén pon la cebolla a pochar con aceite hasta que se empiece a dorar.
3. Añade a la cebolla el ghee, la harina de yuca y un poco de nuez moscada sin dejar de remover. Después de un par de minutos, vierte poco a poco el caldo sin dejar de remover. Si te quedan grumos pasa la bechamel por la túrmix.
4. Agrega las borrajas a la salsa, cocínalas a fuego bajo durante 5 minutos, y a emplatar.

Notas y sugerencias:

- ✓ Esta receta es un excelente primero, pero también puede ser la guarnición de un segundo plato. Las borrajas siempre se escaldan debido a su contenido en alcaloides, que no queremos; por eso tiramos el agua.

Tirabeques salteados con ajo y limón

Ingredientes:

100 g de tirabeques
3 dientes de ajo chafados y laminados
El zumo y la ralladura de 1 limón
Sal y cayena al gusto
3 cucharadas de AOVE

Elaboración:

1. Corta el ajo chafado y, en una sartén, saltéalo con la cayena.

2. Corta los extremos de los tirabeques, añádelos a la sartén y deja que se hagan 5 minutos.

3. Exprime el limón sobre los tirabeques y añade la ralladura de limón y sal al gusto.

¡¡¡Más fácil imposible!!!

Ensalada de tirabeques con vinagreta de limón a la menta

Ingredientes:

100 g de tirabeques
1 puñado de rúcula

Para la vinagreta:

3 cucharadas de AOVE
1 cucharada de zumo de limón
½ puñado de hojas de menta muy picadas
Sal al gusto

Elaboración:

1. Corta los tirabeques un poco chulos, en diagonal o finitos, a lo largo, para darle al plato una presentación curiosa.
2. Escalda los tirabeques 1 o 2 minutos y mételos en agua con hielo o muy fría para que mantengan su estructura crujiente y sus propiedades.
3. Prepara la vinagreta mezclando primero el aceite y el zumo de limón. Bate con un tenedor para que emulsione. Después añade las hojas de menta y la sal, y mezcla bien. Por último, añade los tirabeques y la rúcula.

Notas y sugerencias:

✓ Es una manera muy sencilla de tomar tirabeques en ensalada los días de primavera en que a mediodía aprieta el calor. En primavera merece la pena aumentar el consumo de proteína vegetal que no nos inflame, y los tirabeques y los guisantes son una opción excelente.

Ensalada de fresas y espinacas con vinagreta de rábano

Ingredientes:

    100 g de espinaca baby
    Un puñado de rúcula
    6 fresas laminadas
    50 g de queso de coco
    3 cucharadas de AOVE
    1 cucharada de vinagre de rábano

Elaboración:

1. Tan solo mezcla todos los ingredientes y añade por encima el aceite y el vinagre, que habrás emulsionado bien con un tenedor.

Notas y sugerencias:

✓ Esta sencilla receta sorprende por la mezcla de sabores. Ni se te ocurra usar fresas no ecológicas, ya que llevan una media de 110 fitoquímicos diferentes, o sea, llevan más química que fresa. No te arriesgues.

Ensalada de rábano y aguacate

Ingredientes:

    1 aguacate pequeño cortado en dados
    6 rábanos

El zumo de 1 limón
Cilantro o perejil muy picado al gusto
1 cucharada de AOVE

Elaboración:

1. Mezcla todos los ingredientes y sirve.

Notas y sugerencias:

- ✓ Comer rábano en primavera es buenísimo: nos ayuda a nivel hepático, es antihistamínico y colagogo (es decir, ayuda a expulsar la bilis en el intestino), mejora los niveles de colesterol y desinflama el intestino. ¿Qué más quieres?

Barcas de pollo y rabanitos

Ingredientes:

½ pechuga cocida fría de pollo que sobró ayer
4 rabanitos (o más)
1 zanahoria rallada
Cilantro o perejil al gusto
Hojas de lechuga (se puede hacer con col lombarda) al gusto
Aceitunas negras al gusto

Para la salsa:

Sal y jengibre rallado al gusto
1 yogur de coco
El zumo de ½ limón

Elaboración:

1. Selecciona y limpia las hojas de lechuga, y colócalas en el plato.
2. Pica todos los ingredientes con una picadora, o a mano si eres un cocinillas.
3. Rellena las hojas con el picadillo.
4. En un bol mezcla el yogur, el zumo de limón, la sal y el jengibre, bate bien y vierte la salsa por encima de las barcas de lechuga. ¡A comer!

Notas y sugerencias:

✓ Este picadillo también te vale para acompañar un pescado u otras hojas, o como aderezo de cualquier ensalada.

Poke bowl

50 g de guisantes lágrima
Col lombarda rallada al gusto
4 pepinillos cortados a rodajas
Un puñado de rúcula
2 cucharadas de germinados
100 g de salmón marinado
1 cucharada de semillas de calabaza tostadas
Algas wakame al gusto

Elaboración:

1. Mezcla los guisantes previamente remojados al menos cuatro horas, hervidos al dente y reservados en la nevera la noche anterior con el resto de los ingredientes.

2. Añade una vinagreta de aceite y limón, un aceite aromatizado con corteza de limón o cualquier aceite de los sugeridos en el apartado de consideraciones previo al recetario.

Notas y sugerencias:

✓ Los guisantes disminuyen la inflamación y reducen las interleucinas inflamatorias como la IL-6 o la IL-17. Además, aumentan los niveles de antioxidantes como la superóxido dismutasa (SOD) y ayudan a modular el sistema inmunitario. Los guisantes lágrima tienen una digestibilidad superior a los convencionales y solo los encontrarás en un corto periodo de tiempo.

Recetas de verano

Las recetas del verano se caracterizan por ser menos calóricas: son las más ligeras de todo el año. La razón es que el sol y la temperatura alta nos hacen estar menos necesitados de calorías, lo que nos permite preparar recetas de cremas y sopas frías y de ensaladas incluso en las cenas. Nuestro metabolismo basal puede relajarse en vacaciones.

El colorido de los platos es en esta estación más importante que nunca para aportar antioxidantes que protejan nuestra piel y nuestro organismo.

Gazpacho sin serlo

Ingredientes:

½ pepino
1 zanahoria pequeña
¼ de remolacha cruda
½ cebolla tierna
½ diente de ajo pelado
4 cucharadas de vinagre de manzana sin pasteurizar
3 cucharadas de AOVE
Sal al gusto

Elaboración:

1. Tan solo tienes que triturar todos los ingredientes con medio vaso de agua filtrada o mineral.

Notas y sugerencias:

✓ El agua es fundamental en esta receta. Así que no uses agua de grifo sin filtrar o de botella de plástico, ya que puede arruinar el sabor del plato y, lo peor, aportar sustancias inflamatorias, microplásticos, que anularán el efecto antiinflamatorio de esta fresca y rica sopa fría.

Sopa de melón

Ingredientes:

¼ de melón cortado
½ vaso de leche de coco
Hojas de menta al gusto

Tacos de jamón ibérico al gusto
Sal al gusto

Elaboración:

1. Más fácil que fácil: tritura todos los ingredientes, menos el jamón, y reserva la mezcla en el frigorífico para que esté fresca.
2. Cuando vayas a servir, añade el jamón.

Notas y sugerencias:

- ✓ La leche de coco le da densidad nutricional, por eso es la única leche vegetal a la que se llama «leche»; el resto son bebidas de…
- ✓ Esta receta la puedes convertir en helado sin el jamón y la sal. Rellena unos moldes y congélalos. Yo añado un toque de limón.

Falso tzatziki

Ingredientes:

1 pepino pequeño
1 yogur de coco
1 diente de ajo pelado y picado
Menta y eneldo frescos picaditos al gusto
La ralladura de 1 limón
El zumo de ½ limón
Sal al gusto

Elaboración:

1. Macera el pepino y el ajo con el zumo de limón y la sal 20 minutos para que no te repita.

2. Mezcla bien el resto de los ingredientes y añade el pepino y el ajo cortados como prefieras.

Notas y sugerencias:

✓ Esta receta es una de las que usé para conseguir que me gustara el pepino; sus propiedades antiinflamatorias y de prevención tumoral me motivaron para introducirlo en mi recetario habitual.

✓ Ni se te ocurra utilizar la ralladura de un limón que no sea ecológico o perderás todas las propiedades antiinflamatorias que te proporciona la receta.

Ensalada de colores

Ingredientes:

- 1 cebolla tierna macerada en sal y vinagre 20 minutos
- 1 aguacate pequeño
- 2 cucharadas de remolacha rallada cruda
- 1 zanahoria rallada
- 2 cucharadas de flores comestibles (pensamiento, remolacha, rosa, malva…)
- 3 cucharadas de AOVE
- 2 cucharadas de vinagre de kéfir

Elaboración:

1. Tan solo mezcla los ingredientes y añade el aliño.

Notas y sugerencias:

- ✓ Como habría dicho mi abuela postiza Herminia: «Esto no es cocinar, señorito», y puede que tuviera razón, pero sí que es combinar alimentos en forma de espectáculo de colores y polifenoles, que son amantes íntimos de nuestra microbiota antiinflamatoria y ayudan a generar un ecosistema ácido-láctico, ideal para que tengamos una salud excelente.

Ensalada de hinojo y nectarina

Ingredientes:

    1 hinojo pequeño rallado
    1 nectarina cortada en dados
    AOVE y limón al gusto
    Hojas de menta y salvia al gusto

Elaboración:

1. Tan solo mezcla los ingredientes y añade el aliño.

Notas y sugerencias:

- ✓ Puedes transformar este plato en una crema fría con unos tropezones de salmón marinado o de bonito en conserva por encima.

¡¡¡Espectacular y sencillo!!!

Ensalada de pepino y aceitunas de Kalamata

Ingredientes:

1 pepino pequeño cortado en rodajas finas
1 puñado de canónigos
1 docena de aceitunas de Kalamata
1 cebolla pequeña tierna muy picada
El zumo de ½ limón
Ajo rallado al gusto (opcional)
Orégano y sal al gusto

Elaboración:

1. Pon a macerar el pepino y la cebolla con el zumo de limón y la sal.
2. Escurre el pepino y agrega el resto de los ingredientes mezclando bien, y listo.

Notas y sugerencias:

- ✓ El remojo de la cebolla y el pepino en limón y sal mejora la digestibilidad, no te repetirá. Pero si tienes un problema de sulfatación hepática siempre te sentará mal.
- ✓ Si al comer espárragos, la orina te huele a este alimento, quedará confirmada tu falta de sulfatación.
- ✓ Mejoras la sulfatación si consumes más hoja verde y cefalópodos (pulpo, calamar y sepia).

Ensalada de brotes verdes y mango

Ingredientes:

    100 g de brotes de hojas verdes
    1 mango pequeño
    Migas de bacalao al gusto (o el pescado blanco que prefieras)
    AOVE y limón al gusto
    Cilantro o perejil al gusto

Elaboración:

1. Tan solo mezcla los ingredientes y añade el aliño.

Notas y sugerencias:

- ✓ No tiene ningún secreto, pero esta mezcla de pescado y mango me explota en la cabeza y en la boca. Espero que te guste. Le va bien cualquier vinagreta, y también puedes ponerla con chucrut.

Ensalada con caldo de huesos

Ingredientes:

    Hojas de brotes tiernos
    Pepinillos encurtidos al gusto
    ¼ de calabacín rallado
    Gelatina de caldo de huesos al gusto

Para la gelatina:

    Caldo de huesos congelado al gusto
    1 cucharadita de cúrcuma

1 cucharadita de orégano
Una pizca de sal, pimienta rosa
Salsa tamari al gusto

Elaboración:
1. Tan solo corta una porción del molde del caldo de huesos de la nevera para poner encima de la ensalada y sirve en frío.

Notas y sugerencias:
- ✓ El caldo de huesos suele dejarse de comer en verano porque no apetece una bebida o un caldo calientes. Esta receta te da ideas para incorporarlo como gelatina, a la que le puedes dar el sabor que prefieras con las especias que te gusten. Eso sí, sírvela y cómela rápido o empezará a deshacerse, lo que ya no será tan chulo.

Recetas de otoño

En otoño necesitamos aumentar la ingesta de alimentos que nos levanten un poco el ánimo, ya que, en este momento del año, las horas de luz disminuyen, y también nuestro estado anímico y nuestro sistema inmunitario.

Las recetas llevan más aceite y grasa saludable, raíces y tubérculos, que nos aportarán más fuerza inmunológica y compensarán el bajón por la finalización del verano y lo que representa para muchos.

Crema de shiitake

Ingredientes:

    75 g de setas shiitake
    ¼ de cebolla mediana picada
    ½ chalota picada
    ½ diente de ajo picado
    AOVE al gusto
    20 ml de vino blanco desalcoholizado
    1 cucharada de hatcho miso
    250 ml de agua o caldo de pollo o de huesos
    Sal al gusto
    Pimienta rosa al gusto
    5-6 nueces

Para el aceite de ajo:

    4 cucharadas de AOVE
    3 dientes de ajo laminados
    2 ramitas de tomillo fresco
    Pimienta rosa al gusto

Elaboración:

Para el aceite de ajo:

1. En un cazo a fuego bajo con aceite, cocina los ajos laminados, el tomillo y la pimienta hasta que el ajo se dore ligeramente. Retira del fuego y deja enfriar para que infusione.

Para la crema de shiitake:

1. En una olla vierte un chorrito de aceite y dora los shiitake unos minutos. Retíralos y reserva el aceite.

2. En ese mismo aceite sofríe la cebolla y la chalota picadas a fuego medio-bajo hasta que estén ligeramente doradas. Añade el ajo picado y cocina un par de minutos más.

3. Incorpora el vino y deja que reduzca unos minutos.

4. Vierte el agua o el caldo, y añade los shiitake reservados, dejando algunos para decorar el plato. Deja que cuezan 15 minutos a fuego bajo.

5. Lleva todo al vaso de la batidora y añade las nueces y el miso. Tritura hasta que quede una crema bien fina. Salpimienta al gusto.

6. Sirve la crema de shiitake caliente y decora con las setas reservadas y el aceite de ajo y tomillo.

Sopa de jengibre y zanahoria

Ingredientes:

1 zanahoria pequeña cortada
Ralladura de jengibre al gusto
1 cebolla pequeña cortada en medias lunas
1 rizoma de cúrcuma rallada
1½ vaso de caldo de huesos
Sal al gusto
2 cucharadas de AOVE o ghee

Elaboración:

1. En una sartén con ghee o AOVE saltea la zanahoria y la cebolla 5 minutos.

2. Añade el resto de los ingredientes y el caldo, deja hervir 3 o 4 minutos y sirve.

Notas y sugerencias:

✓ Esta receta te calienta el alma en esos días ventosos de otoño. Es un excelente entrante para la cena, pero también la puedes usar en las comidas.

Crema tibia de zanahoria

Ingredientes:

3 zanahorias pequeñas cocidas
1½ vaso de leche de coco
Ralladura de jengibre al gusto
Canela y menta al gusto
2 cucharadas de AOVE

Elaboración:

1. En una cazuela hierve las zanahorias en la leche de coco con la canela, la menta, el aceite y el jengibre.

2. Tritura todos los ingredientes y deja que se atempere mientras cocinas el segundo plato o llamas a alguien que te haga sentir bien.

Notas y sugerencias:

✓ Ojo con la canela. Si haces este plato por la noche te puede activar, de modo que es posible que te cueste conciliar el sueño. La canela lo activa todo, pero me encanta por sus propiedades hipoglicémicas. Activa el agni o fuerza digestiva para que digieras mejor; es un nutracéutico.

Ensalada de brócoli

Ingredientes:

¼ de brócoli rallado
1 zanahoria pequeña rallada
½ manzana cortada en dados
1 yogur de coco
El zumo de ½ limón
Menta y sal al gusto

Elaboración:
1. Esta receta no tiene mucha complicación. Mezcla bien el zumo de limón y el yogur para aliñar todos los ingredientes. Si te gusta la ensalada templada, escalda 1 minuto el brócoli; de esa forma se digiere mejor y es ideal para sistemas digestivos muy debilitados.

Notas y sugerencias:
✓ Ni se te ocurra hacer este plato si tienes SIBO o disbiosis, pues no es una receta FODMAP.

Ensalada de kale y granada

Ingredientes:

Un puñado de hojas frescas de kale picadas
½ granada

1 aguacate pequeño
Vinagreta de limón y AOVE (zumo de medio limón y dos cucharadas de AOVE)
1 cucharada de germinado de col

Elaboración:

1. Mezcla todos los ingredientes y sirve a temperatura ambiente.

Notas y sugerencias:

✓ El kale no deja de ser una col antigua con mucho sabor, muy rica en ácido fólico y que vale la pena que plantes en cualquier rinconcito o maceta que tengas, pues crecerá con pocos cuidados y podrás disponer de tu propia cosecha.

Hummus de remolacha

Ingredientes:

½ remolacha cocida
⅓ de diente de ajo pelado
½ cebolla escaldada 2 minutos
El zumo de ½ limón
Cilantro o perejil al gusto y sin complejos
½ aguacate pequeño
1 cucharadita de AOVE

Elaboración:

1. En una túrmix tritura el ajo, la cebolla y la remolacha con el zumo de limón. Sirve la mezcla en un plato hondo.

2. Añade el resto de los ingredientes y remueve con un tenedor. Guarda la crema en el frigorífico al menos 20 minutos antes de servir.

Notas y sugerencias:

✓ Una versión de hummus muy antiinflamatoria que puedes acompañar con palitos de zanahoria o apio, o añadirla a unos espárragos, cogollos o endivias como aderezo.

Pastel de brócoli y huevo

Ingredientes:

½ ramillete de brócoli cortado
2 claras de huevo
3 yemas de huevo
Sal y orégano al gusto
Queso de coco tipo parmesano
Un chorrito de AOVE

Elaboración:

1. En un vaso para triturar vierte todos los ingredientes, menos el queso de coco. Tritura hasta conseguir una mezcla homogénea.

2. Calienta una sartén (se puede hacer al horno) sin antiadherentes, de acero, con un poco de aceite bien esparcido. Añade la mezcla y cocina con tapa a fuego bajo durante 8-10 minutos.

3. Espera a que cuaje por la parte superior para añadir

el queso de coco y, cuando se funda, estará listo para comer.

Notas y sugerencias:

- ✓ Puede que se te desmonte un poco al emplatar; te recomiendo utilizar una espátula de acero. Recuerda aceitar bien la superficie de la sartén después de que esté bien caliente.
- ✓ Es una receta excelente para disfrutar del brócoli de otra manera.

Hoja de col rizada rellena

Ingredientes:

4 hojas de col rizada
½ cebolla picada
1 ajo picado
4 champiñones silvestres picados
Sal y romero en polvo al gusto
1 cayena
2 cucharadas de ghee

Elaboración:

1. Separa y limpia las hojas más grandes de la col y escáldalas 1 minuto. Resérvalas.

2. Saltea la cebolla y el ajo con el ghee y el romero en polvo y la cayena durante 2 o 3 minutos.

3. Añade los champiñones y cocínalos con el resto durante 4 minutos más.

4. Coloca el salteado encima de las coles haciendo paquetes o enrollándolas, y a comer.

Notas y sugerencias:
- ✓ Si abres la cayena, este plato picará tres veces más. La capsaicina que contiene no solo le confiere propiedades antiinflamatorias y digestivas, sino que además tiene propiedades que favorecen un envejecimiento saludable.

Recetas e ideas para los desayunos

Crema de manzana y calabaza con canela

Ingredientes:

1 manzana cortada y pelada
2 rodajas de calabaza
1 cucharada de ghee
Canela y zumo de limón al gusto

Elaboración:

1. En un cazuela cuece el ghee, la calabaza y la manzana con un dedo de agua (o leche de coco) durante 10 minutos o hasta que la manzana se deshaga, a fuego bajo y tapado.

2. Añade la canela y el zumo de limón antes de triturar. Tritura a tu gusto.

Notas y sugerencias:

- ✓ Esta crema se puede comer fría o caliente. Juega a cambiar las proporciones de calabaza y manzana: si aumentas la calabaza tendrás más betacarotenos para tu mucosa intestinal, con lo que disminuirá la inflamación del sistema digestivo.

- ✓ La canela reducirá la carga glicémica y te aportará fuerza digestiva, muy adecuado para sistemas digestivos con poca energía y capacidad. No es apta para dietas FODMAP o si sufres disbiosis, pues te distensionará o inflamará el abdomen.

Té de cúrcuma, canela y miel

Ingredientes:

1 vaso de leche de coco
1 rizoma de cúrcuma
1 cucharadita de canela en polvo
1 cucharadita de miel de pueblo sin pasteurizar

Elaboración:

1. Calienta la leche sin que hierva.
2. Mezcla la canela y la miel con la leche.
3. Licua el rizoma de cúrcuma, añádelo al resto de los ingredientes y bébelo rápido.

Notas y sugerencias:

- ✓ La cúrcuma se puede usar en polvo, pero licuada se aprovecha mejor porque así conserva sus ácidos volátiles esenciales. No utilices leche muy caliente para mezclar con la cúrcuma y, una vez que las mezcles, toma la bebida lo más rápido posible. Si no tienes licuadora la puedes triturar dentro de la bebida, y colarla o no antes de tomarla.

✓ La canela la puedes poner en rama y cocinarla 10 minutos con la leche de coco para que deje su sabor y propiedades.

Crepe de plátano y huevo con canela

Ingredientes:

1 huevo
1 plátano en rodajas
Canela al gusto
1 cucharadita de ghee

Elaboración:

1. Calienta el ghee en una sartén.
2. Tritura el plátano, el huevo y la canela.
3. Añade la mezcla a la sartén a fuego bajo y tapado para que cuaje de manera uniforme. En 4 minutos suele estar listo y queda delicioso.

Notas y sugerencias:

✓ También puedes utilizar la crepe como una base para añadir compota de frutos del bosque o un poco de miel.

Crepe salada de plátano macho

Ingredientes:

- 1 huevo
- 1 plátano macho en rodajas
- Una pizca de sal
- 1 cucharada de AOVE
- 1 cucharada de levadura nutricional
- Orégano al gusto

Elaboración:

1. En una sartén con el aceite a fuego bajo-medio pon el plátano a cocinar. Tapa para que se haga durante 5 minutos.

2. En un vaso triturador dispón el resto de los ingredientes. Incorpora el plátano y tritura hasta que quede una mezcla homogénea.

3. Añade un pequeño chorrito de aceite en la sartén y vierte la mezcla para cocinarla 5 minutos a fuego medio y tapado.

Notas y sugerencias:

✓ No queremos que el azúcar del plátano se caramelice o se queme, por eso es importante que no lo cocines a fuego alto; al taparlo, la cocción es más rápida y homogénea.

Salteado de fruta

Ingredientes:

   2 piezas de fruta cortadas en dados
   1 aguacate cortado en dados
   1-2 cucharadas de ghee
   Una pizca de canela en polvo
   Zumo de limón al gusto

Elaboración:

1. Añade a una sartén precalentada el ghee, la fruta y el aguacate y saltea a fuego medio-alto durante 1 minuto.

2. Con el fuego apagado, añade la canela y el zumo de limón, remueve bien para que se mezclen los sabores y sirve.

Notas y sugerencias:

- ✓ Esta receta se adapta muy bien a los días de invierno para desayunos calientes, pero también puedes utilizarla en verano: cocínala la noche anterior y déjala reposar en el frigorífico. Si lo prefieres, también es un postre ideal.

- ✓ Cuando cocinas la fruta reduces las posibles molestias de tomarla cruda en el postre para aquellos estómagos con poco agni o fuego digestivo, o lo que es lo mismo, fuerza gástrica.

Compota de frutos del bosque

Ingredientes:

½ manzana cortada
Un puñado de frutos del bosque
Canela al gusto
2 cucharadas de zumo de limón
¼ de vaso de agua

Elaboración:

1. Cuece a fuego bajo y tapado todos los ingredientes hasta que se deshagan.
2. Vierte la mezcla en un tarro de cristal y resérvalo en el frigorífico para usarlo cuando lo desees.

Notas y sugerencias:

✓ La compota puede usarse por encima de un plátano salteado con ghee o en un yogur de coco, o como acompañamiento de una calabaza salteada o magret de pato. Yo suelo hacer compota con las moras que recojo con mi mujer y mis hijos a finales de verano para poder disfrutar de estas aliadas de la salud durante el máximo tiempo posible.

Tortilla dulce

Ingredientes:

1 pieza de fruta cortada en daditos
2-3 huevos batidos

1 cucharada de AOVE
Una pizca de canela en polvo o extracto de vainilla

Elaboración:

1. Saltea a tu gusto la fruta con el aceite y la canela.
2. Añade los huevos batidos para hacer una tortilla, y listo.

Notas y sugerencias:

- ✓ Es más fácil hacer esta receta como un revuelto, ideal para los peques, que además pueden participar en la elaboración y el cocinado del plato.

Batido energético

Ingredientes:

1 aguacate
1 fruta de temporada
5 rodajas de jengibre
1 cucharadita de canela
1 cucharadita de espirulina en polvo
Zumo de limón al gusto
1 cucharadita de monohidrato de creatina

Elaboración:

1. Tritura todos los ingredientes. Bebe el batido de golpe o poco a poco. Quizá requiera un poco de agua para que quede a tu gusto o con la consistencia adecuada.

Notas y sugerencias:

- ✓ La creatina estimula la energía, mejora la concentración y reduce los efectos negativos de una mala noche por haber dormido poco o mal.

- ✓ La espirulina es un alga que en su momento utilizó la NASA para sus expediciones, con efectos positivos en los astronautas. Aporta un efecto energético indirecto por reducir el estrés oxidativo, supera incluso el de los arándanos. Tiene la capacidad de eliminar a través de la orina compuestos perfluorocarbonados o PFOAS, tan nocivos y habituales en nuestra vida.

Batido tropical antiinflamatorio

Ingredientes:

2 rodajas de piña fresca
¾ de vaso de leche de coco
Menta y jengibre al gusto
1 cucharada de monohidrato de creatina
2 cucharadas de hielo picado

Elaboración:

1. Tritura la piña, la menta, la creatina y el jengibre. Cuela la mezcla si te molestan las fibras, pero es mejor que tomes el batido con ellas, pues aportan enzimas llamadas bromelinas, y más aún si añades el tronco de la piña, cuyas enzimas son muy antiinflamatorias.

2. Añade el hielo y relájate como si estuvieras en la playa; aún mejor si te lo tomas en la misma playa.

Flan de coco y fresa

Ingredientes:

    1 vaso grande de leche de coco
    1 sobre de agar
    6 fresas ecológicas cortadas o trituradas
    Una pizca de canela (opcional)

Elaboración:

1. En un cazo hierve la leche de coco y diluye el agar. Remueve bien.
2. Apaga el fuego y añade las fresas y la canela.
3. Enmolda en un recipiente de cristal sin que esté muy caliente.
4. Deja que enfríe en el frigorífico hasta que cuaje.

Notas y sugerencias:

- ✓ El agar es pesado o de naturaleza fría, así que, si tu estómago no está fuerte, añade jengibre a la receta.

Topping de nata de coco

Ingredientes:

    1 lata de leche de coco para cocinar

Elaboración:

1. Guarda la lata de coco en el frigorífico al menos un día, para que se separen las dos fases, la líquida y la sólida.

2. Bate la parte sólida hasta que tenga consistencia de nata montada, y ya tendrás un complemento perfecto para batidos, frutas o cualquier postre de este libro.

Helados caseros de fruta

Ingredientes:

Fruta troceada en dados al gusto
1 cucharadita de monohidrato de creatina en polvo
Zumo de limón al gusto
¼ de vaso de agua (la mínima agua posible)
1 yogur de coco (opcional)

Elaboración:

1. Lo más difícil es tener la fruta cortada previamente en el congelador, ¡ya ves tú!, pero es importante para obtener la textura de heladería.

2. En un vaso triturador dispón todos los ingredientes, tritura hasta que adquiera una consistencia cremosa y sirve inmediatamente.

3. Si usas yogur, no pongas agua.

Notas y sugerencias:

✓ Esta receta se debe hacer en el momento: trituras y sirves. Si la haces con antelación, se escarchará y no quedará tan ideal. Para mí es imprescindible que al menos un tercio de la fruta sea plátano, ya que aporta cremosidad y almidón resistente, con un efecto prebiótico muy deseado para nuestra microbiota.

Bebida *slow-aging*

    1 vaso de leche de coco
    1 dosis de whey de pasto
    5 g de creatina
    1 cucharadita de chaga en polvo
    Canela al gusto

Notas y sugerencias:

✓ Tan solo bate los ingredientes y añade, si quieres, algún fruto del bosque. Las propiedades antiinflamatorias de la whey, las neurológicas y energéticas de la creatina, las inmunomoduladoras del chaga y las activadoras de la canela convierten esta bebida en un cóctel muy adecuado para envejecer con salud. Se puede tomar fría o caliente.

Recetas bajas en FODMAP

Ensalada de pepino, apio y papaya con aliño de canela

Ingredientes:

    ½ pepino pelado y cortado en dados
    ½ rama de apio cortada en dados
    1 papaya cortada o deshidratada

Para el aliño:

    Una cucharada de AOVE
    Zumo de limón al gusto
    Canela en polvo al gusto
    Sal al gusto

Elaboración:

1. Mezcla todos los ingredientes, aliña, y listo.

Ensalada de pepino y rabanitos con aliño de albahaca

Ingredientes:

½ pepino pelado y cortado en rodajas finas
3 rabanitos cortados en rodajas finas
50 g de judías verdes cortadas en trozos de unos 2-3 cm
1 kiwi cortado en medias rodajas o en dados

Para el aliño:

2 cucharadas de miso blanco
1 cucharada de AOVE
1 cucharada de zumo de limón
3 hojas grandes de albahaca fresca
1 cucharada de agua
Sal al gusto

Elaboración:

1. Hierve las judías verdes 2 minutos y seguidamente corta la ebullición pasándolas por agua fría bajo el grifo. También puedes echar hielos al agua. Escúrrelas bien.

2. Mezcla el resto de los ingredientes y aliña.

Carpaccio de calabacín sobre base de rúcula

Ingredientes:

½ calabacín cortado en rodajas finas y sin pelar
18 g de rúcula
La ralladura y el zumo de ½ lima
½ naranja en gajos sin piel
1 cucharada de AOVE
Sal al gusto
Semillas de sésamo tostadas al gusto

Elaboración:

1. En un plato dispón una capa de rúcula y, sobre ella, los gajos de naranja.
2. Haz una segunda capa de rodajas de calabacín.
3. Aliña con el aceite, la ralladura y el zumo de lima, y sal.
4. Esparce por encima unas semillas de sésamo tostadas.

Judías verdes con huevo y aliño de anchoas

Ingredientes:

2 huevos duros
30 g de judías verdes cortadas en tercios
Rúcula al gusto
Perejil al gusto

Para el aliño:

4 cucharadas de AOVE

1 cucharada de zumo de limón
2-3 filetes de anchoa

Elaboración:

1. Hierve las judías verdes 2 minutos y enfríalas bajo el grifo. Escurre bien.
2. Emplata con los huevos duros cortados en cuartos.
3. Sirve con aliño al gusto.

Notas y sugerencias:

✓ Lo bueno de este plato es que es apto para hacerlo en caliente y en frío.

Tortilla de calabacín y espinacas frescas

Ingredientes:

½ calabacín
2 huevos
1 taza de espinacas frescas
Sal al gusto
Queso de coco al gusto

Elaboración:

1. Saltea el calabacín y las espinacas con aceite y sal un par de minutos.
2. Vierte los huevos batidos con el queso de coco rallado y cuaja la tortilla. Aún es más fácil si lo haces en forma de revuelto.

Pizza de boniato y trigo sarraceno

Ingredientes:

    360 g de boniato
    275 g de grano de sarraceno
    Sal y orégano al gusto
    Calabacín en rodajas al gusto
    Jamón ibérico, beicon ibérico o sobrasada ibérica (a elegir) al gusto

Elaboración:

1. Hornea los boniatos a 160 °C hasta que estén bien tiernos.
2. Pela los boniatos y cháfalos con un tenedor junto con la sal y el orégano.
3. Seguidamente añade la masa de trigo sarraceno, que habrás triturado con agua después de remojar el grano toda la noche y cambiar el agua. Utiliza la misma cantidad de agua que de grano remojado para la masa. Añade la masa poco a poco porque, según la humedad del boniato, puede necesitar más o menos.
4. Extiende la masa sobre un papel para hornear. Ayúdate de las manos porque no es una masa elástica.
5. Hornea la masa 10 minutos a 180 °C.
6. Saca la masa del horno y coloca encima una base de calabacín y jamón.
7. Gratina 5 minutos.

Salmón al curri con leche de alpiste

Ingredientes:

- 1 filete de salmón (150 g)
- 1 cucharadita de curri picante en polvo (lo puedes comprar o elaborar en casa, tienes la receta abajo)
- Sal y pimienta rosa al gusto
- ½ chile pequeño (opcional)
- 1 cucharadita de AOVE
- 1 cucharada de ghee
- ½ cucharadita de jengibre fresco rallado
- ½ taza de leche de alpiste
- 1 diente de ajo picado
- Cilantro al gusto

Para el curri picante en polvo:

- 2 cucharaditas de comino molido
- 2 cucharaditas de jengibre molido
- ½-1 cucharadita de cayena
- 1 cucharadita de ajo en polvo
- 1 cucharadita de cebolla en polvo
- ¼ cucharadita de canela
- Sal y pimienta rosa

Elaboración:

1. Precalienta el horno a 160 °C.
2. En una bandeja para hornear dispón el salmón, píntalo con aceite de oliva y curri en polvo, y salpimienta.
3. Asa el salmón 3-5 minutos.

4. En una sartén a fuego medio, cocina el ghee, el curri y el jengibre entre 2 y 3 minutos.

5. Agrega la leche de alpiste.

6. Cocina a fuego lento de 3 a 5 minutos, o hasta que esté a tu gusto.

7. Espolvorea cilantro fresco y sirve.

Ejemplos de menús

Si no se indica otro tipo de aceite, todas las recetas que implican una cocción, todas las cremas, las ensaladas, los aderezos y las mayonesas se prepararán con AOVE.

Dieta omnívora para invierno	Lunes	Martes	Miércoles	Jueves	Viernes	Sábado	Domingo
Desayuno	Yogur de cabra con un puñado de semillas remojadas y arándanos Lacón a la plancha	Porridge sin cereales: copos de coco, semillas, bebida vegetal de almendras, frutos rojos y canela	Pudin de chía, leche de coco, canela en polvo, arándanos y coco rallado	Huevos revueltos con setas, acompañados de rúcula, aguacate y mango	Tazón de leche de coco con fruta (manzana, pera, frambuesas y plátano), canela y nueces remojadas	Pan de trigo sarraceno con aguacate, ghee y compota de pera	2 crepes de plátano y huevo con canela, rellenas de ghee y compota de manzana
A media mañana	Infusión de té verde y jengibre	Infusión de té verde y jengibre	Infusión de té verde y jengibre	Infusión de té verde y jengibre	Infusión de té verde y jengibre	Infusión de té verde y jengibre	Infusión de té verde y jengibre
Comida	Encurtidos Ensalada de zanahoria con naranja Hamburguesa de carne e hígado con cebollino	Encurtidos Ensalada de rúcula, naranja y granada Solomillo de pavo al alioli	Ensalada de endivias con pepinillos y nueces Contramuslos de pollo al ajillo con canónigos	Encurtidos Ensalada de hinojo y fresas con queso feta Magret de pato con rúcula y arándanos	Ensalada de espinacas baby, manzana y chucrut Hígado de pollo, cebolla y manzana salteado al gusto	Encurtidos Coliflor hervida 4 minutos con mostaza antigua Hamburguesa de pollo a la plancha y boniato al horno con ralladura de piel de limón y ghee	Encurtidos Wok de verduras (col rizada, cebolla, zanahoria, calabaza) y salmón, con un bol de quinoa con ajo en polvo
Merienda	Infusión	Infusión	Infusión	Infusión	Infusión	Infusión	Infusión

EJEMPLOS DE MENÚS

Dieta omnívora para invierno	Lunes	Martes	Miércoles	Jueves	Viernes	Sábado	Domingo
Cena temprana	Crema de verduras de invierno Caballa a la plancha con ajo y perejil	Coliflor al vapor con curri Huevos a la plancha con ajos tiernos salteados	Verduras horneadas Bacalao al horno con ajos tiernos y zanahoria	Salteado rápido de endivias, puerro y zanahoria con chorizo ibérico Merluza al vapor con cebolla pochada	Caldo de huesos con toque oriental Lubina al horno con sal y tomillo	Acelgas rellenas de pollo Pollo en dados con cebolla y hojas de col rizada, salteado al toque de tamari	Guiso de verduras con chorizo ibérico y huevo (con la yema sin cuajar) + 1 cucharada de ghee

Dieta vegetariana para invierno	Lunes	Martes	Miércoles	Jueves	Viernes	Sábado	Domingo
Desayuno	Infusión kukicha + ghee o aceite de coco virgen Yogur de coco con 2 kiwis y canela	Infusión kukicha + ghee o aceite de coco virgen Crema de calabaza y canela	Infusión kukicha + ghee o aceite de coco virgen Salteado de fruta, canela y aceite de coco	Infusión kukicha + ghee o aceite de coco virgen Compota de arándanos con chips de coco y nueces	Infusión kukicha + ghee o aceite de coco virgen Plátano verde salteado con aceite de coco y canela	Infusión kukicha + ghee o aceite de coco virgen Tostadas de trigo sarraceno con aguacate y rúcula	Infusión kukicha + ghee o aceite de coco virgen Tortilla dulce
A media mañana	Infusión de té verde y jengibre	Infusión de té verde y jengibre	Infusión de té verde y jengibre	Infusión de té verde y jengibre	Infusión de té verde y jengibre	Infusión de té verde y jengibre	Infusión de té verde y jengibre

Dieta vegetariana para invierno	Lunes	Martes	Miércoles	Jueves	Viernes	Sábado	Domingo
Comida	Pepinillos en vinagre de manzana Quinoa con espárragos trigueros, cebolla y espinacas baby Cuenco de frutas variadas	Pepinillos en vinagre de manzana Brócoli con bechamel de coco y levadura de cerveza Quorn a la plancha con provenzales	Encurtidos Lasaña de calabacín en láminas con boloñesa de lentejas Yogur de coco	Pepinillos en vinagre de manzana Cuscús de coliflor escaldada con zanahoria, espárragos, cebolla y ajo Puñado de frutos secos	Aceitunas Tostadas de trigo sarraceno con tahín, aguacate y germinados de brócoli Kiwi	Caldo de cebolla, ajo, coliflor, brócoli Hummus de lenteja roja Huevos poché con hierbabuena	Caldo de cebolla, ajo, coliflor y brócoli Corazones de alcachofa salteados con cebolla Tortilla de zanahoria y puerro
Merienda	Infusión	Infusión	Infusión	Infusión	Infusión	Infusión	Infusión
Cena temprana	Crema de verduras de invierno Brócoli y 3 huevos duros con salsa de tahín y limón	Crema de verduras de invierno con jengibre y huevo Calabacín relleno de setas, nueces y cebolla y romero	Verduras horneadas 3 huevos pochados con orégano y pan de trigo sarraceno	Salteado rápido de col rizada con ajo y perejil Tortilla al orégano (3 huevos)	Salteado de judías verdes y zanahoria con sésamo y tomillo Tempeh de soja salteado con aceite de coco	Caldo de verduras con alga wakame, puerro, nabo y chirivía Azukis con calabaza, cebolla y semillas	Sopa de verduras y huevo Kale con cebolla salteada y aceitunas negras

EJEMPLOS DE MENÚS

Dieta omnívora para primavera	Lunes	Martes	Miércoles	Jueves	Viernes	Sábado	Domingo
Desayuno	Infusión de té verde y desmodium y aceite de coco o ghee Batido energético	Infusión de té verde y desmodium y aceite de coco o ghee Crepe de plátano y huevo con canela	Infusión de té verde y desmodium y aceite de coco o ghee Aguacate, frambuesas y plátano con hojas de menta y toque de canela	Infusión de té verde y desmodium y aceite de coco o ghee Batido de yogur griego, nueces, fresas y aguacate con canela y jengibre	Infusión de té verde y desmodium y aceite de coco o ghee Boniato al horno con aceite de coco y canela	Infusión de té verde y desmodium y aceite de coco o ghee Crepe de plátano macho	Infusión de té verde y desmodium y aceite de coco o ghee Falsas tostadas de calabaza con compota de fruta y queso vegano
A media mañana	Kombucha	Kombucha	Kombucha	Kombucha	Kombucha	Kombucha	Kombucha
Comida	Ensalada de rábano y aguacate Guisantes salteados con cebolla, zanahoria y setas de temporada	Ensalada de col lombarda y pollo Tortilla de patata (enfriada)	2 huevos a la plancha y barcas de pollo y rabanitos	Puerro y calabacín a la plancha con perejil Ensalada de trigo sarraceno con pepino, zanahoria, caballa en conserva y calabacín al toque de pesto	Poke bowl de guisantes, col lombarda, pepinillos, rúcula, germinados, salmón marinado, semillas de calabaza tostadas y algas wakame	Ensalada de fresas y espinacas con vinagreta de rábano Quinoa salteada con cebolla y pollo troceado con ajo y perejil	Ensalada de tirabeques con vinagreta de limón a la menta Pulpo a la gallega

Dieta omnívora para primavera	Lunes	Martes	Miércoles	Jueves	Viernes	Sábado	Domingo
Merienda	Infusión de té kukicha	Infusión de té kukicha	Infusión de té kukicha	Infusión de té kukicha	Infusión de té kukicha	Infusión de té kukicha	Infusión de té kukicha
Cena temprana	Brócoli al vapor con tahín (3 cucharadas) Contramuslos al ajillo con pan de trigo sarraceno	Calabacín a la plancha al toque de orégano con ghee Sepia a la plancha con salsa de cilantro	Endivias a la plancha con orégano y pepinillos Pescado blanco con kale salteada	Verduras con aliño de alcaparras Wok de pollo en tiras y verduritas (calabacín, cebolla y brócoli)	Caldo de verduras y kombu con jengibre Salteado de espinacas y rape con piñones	Verduras salteadas con pesto de espirulina Pavo a la plancha con pepinillos y arroz basmati con hierbas provenzales	Borrajas y acelgas con crema de jamón ibérico Guisantes y alcachofas salteadas con un toque de cúrcuma y jengibre

EJEMPLOS DE MENÚS

Dieta vegetariana para primavera	Lunes	Martes	Miércoles	Jueves	Viernes	Sábado	Domingo
Desayuno	Infusión de té verde y desmodium y aceite de coco o ghee Batido energético	Infusión de té verde y desmodium y aceite de coco o ghee Crepe de plátano y huevo con canela	Infusión de té verde y desmodium y aceite de coco o ghee Aguacate, frambuesas y plátano con hojas de menta y toque de canela	Infusión té verde y desmodium y aceite de coco o ghee Batido de yogur griego, nueces, fresas y aguacate con canela y jengibre	Infusión de té verde y desmodium y aceite de coco o ghee	Infusión de té verde y desmodium y aceite de coco o ghee Crepe de plátano macho salada con sobrasada vegana	Infusión de té verde y desmodium y aceite de coco o ghee Falsas tostadas de calabaza con compota de fruta y queso vegano
A media mañana	Kombucha	Kombucha	Kombucha	Kombucha	Kombucha	Kombucha	Kombucha
Comida	Ensalada de tirabeques con vinagreta de limón a la menta Guisantes salteados con cebolla, zanahoria y setas de temporada	Ensalada de fresas y espinacas con vinagreta de rábano Tortilla de patata (enfriada)	2 huevos a la plancha y trigo sarraceno con lechuga hoja de roble, remolacha, germinados y pepinillos	Puerro y calabacín a la plancha con perejil Ensalada de trigo sarraceno con pepino, zanahoria, aceitunas y calabacín al toque de pesto	Poke bowl de arroz basmati, guisantes, col lombarda, pepinillos, rúcula, germinados, alga wakame y semillas de calabaza tostadas	Ensalada de rábano y aguacate Quinoa salteada con aceite, cebolla y setas ostra con ajo y perejil	Ensalada de verduras salteadas con aceite de oliva Crepe de huevo y plátano macho con levadura de cerveza y orégano

Dieta vegetariana para primavera	Lunes	Martes	Miércoles	Jueves	Viernes	Sábado	Domingo
Merienda	Infusión de té kukicha	Infusión de té kukicha	Infusión de té kukicha	Infusión de té kukicha	Infusión de té kukicha	Infusión de té kukicha	Infusión de té kukicha
Cena temprana	Verduras salteadas con pesto de espirulina Revuelto al ajillo con pan de trigo sarraceno tostado y frotado con ajo	Calabacín a la plancha al toque de orégano con ghee Guisantes y alcachofas con un toque de cúrcuma, al ajillo y con hierbas provenzales.	Verduras con aliño de alcaparras Quinoa con lentejas a la boloñesa	Wok de verduritas (calabacín, cebolla y brócoli) y aceitunas Hummus de guisantes con zanahoria para dipear	Borrajas con falsa bechamel Salteado de espinacas y quinoa con piñones	Brócoli al vapor Ensalada de guisantes, aceitunas, zanahoria, pepinillos y arroz basmati con provenzales	Taza de caldo de verduras y kombu con tomillo y romero + huevo Verduras salteadas con guisantes y germinados

Dieta omnívora para verano	Lunes	Martes	Miércoles	Jueves	Viernes	Sábado	Domingo
Desayuno	Plátano pequeño, ciruela, nectarina, yogur griego con canela	Piña y pavo cocido (fiambre)	Melón con jamón de pato o ibérico	Papaya con lacón Yogur griego con nueces	Rollitos de salmón marinado rellenos de guacamole	Mini de pan de trigo sarraceno o de teff, con rúcula o canónigos y salmón marinado o jamón ibérico o pavo	Mini de pan de trigo sarraceno o de teff, con rúcula o canónigos y salmón marinado o jamón ibérico o pavo
A media mañana	Kombucha	Kombucha	Kombucha	Kombucha	Kombucha	Kombucha	Kombucha
Comida	Gazpacho sin serlo Cebolla y pepino macerados 20 minutos en vinagreta y sal Magret de pato acompañado de carpaccio de melocotón	Ensalada completa: calabacín rallado, rúcula, canónigos, apio rallado, lechuga hoja de roble, ½ aguacate, aceitunas negras, caballa de tarro de cristal (150 g) con vinagreta de vinagre de manzana	Ensalada de colores Pavo o conejo con ajo y perejil	Falso tzatziki Pollo, aceitunas, cebolla y calabacín a la plancha	Aguacate con anchoa y cilantro Tortilla de espinacas de 2 huevos	Sopa de melón Ensaladilla rusa con mayonesa casera	Ensalada de remolacha, aguacate y manzana 150 g de salmón salvaje de Alaska con pepinillos Helado natural (congela fruta troceada y tritura con un toque de limón y hojas de menta) Ejemplo: plátano + melocotón

Dieta omnívora para verano	Lunes	Martes	Miércoles	Jueves	Viernes	Sábado	Domingo
Merienda	Rooibos con hielo	Rooibos con hielo	Rooibos con hielo	Rooibos con hielo	Rooibos con hielo	Rooibos con hielo	Rooibos con hielo
Cena	Ensalada de hinojo y nectarina / Pescado blanco con hinojo a la menta	Crema fría de col lombarda y pera / Bacalao a la plancha con perejil y unas gotas de zumo de limón	Ensalada de brotes verdes y mango / Tortilla de espinacas / Yogur de coco con papaya	Ensalada con caldo de huesos / Rape a la plancha con chucrut y aguacate	Wok de pollo con verduras y aceitunas / Carpaccio de bacalao	Ensalada de colores / Pulpo con mayonesa de anchoas y alcaparras	Calabaza a la plancha con aceite de romero y sal / Calamares a la plancha con salsa de cilantro

Dieta vegetariana para verano	Lunes	Martes	Miércoles	Jueves	Viernes	Sábado	Domingo
Desayuno	Plátano pequeño, ciruela, nectarina, yogur griego con canela y levadura nutricional	Macedonia (piña, melón, sandía y aguacate con semillas tostadas de calabaza y sésamo)	Melón con queso vegano de pistacho / Yogur griego	Papaya con yogur griego y nueces	Guacamole con apio y zanahoria para dipear o con crackers o de pan de trigo sarraceno	Calabacín rallado crudo con piñones y 2 dátiles picados	Batido tropical antiinflamatorio
½ mañana	Kombucha	Kombucha	Kombucha	Kombucha	Kombucha	Kombucha	Kombucha

Dieta vegetariana para verano	Lunes	Martes	Miércoles	Jueves	Viernes	Sábado	Domingo
Comida	Gazpacho sin serlo Ensaladilla rusa (patata, zanahoria, judía verde, huevos duros y mayonesa	Ensalada completa: calabacín rallado, rúcula, canónigos, apio rallado, lechuga hoja de roble, ½ aguacate, aceitunas negras, germinados, alga wakame y nueces con vinagreta de vinagre de manzana	Ensalada de colores Quinoa, semillas de calabaza y germinados salteados con ajo y perejil	Falso tzatziki Tabulé de amaranto, aceitunas, cebolla y calabacín rallado con perejil o cilantro y vinagreta de limón	Ensalada de espinacas, chucrut, ½ manzana, cebolla tierna y piñones Tortilla de espinacas de 2 huevos acompañada de algas wakame con toque de tamari	Sopa de melón Huevos poché con verduras crudas y salsa de limón y tahín	Guacamole con apio para dipear Pasta de trigo sarraceno con tofu sedoso, germinados, hojas tiernas, vinagreta y sal bio Helado natural (congela fruta troceada y tritura con un toque de limón y hojas de menta) Ejemplo: plátano + melocotón
Merienda	Rooibos con hielo	Rooibos con hielo	Rooibos con hielo	Rooibos con hielo	Rooibos con hielo	Rooibos con hielo	Rooibos con hielo

Dieta vegetariana para verano	Lunes	Martes	Miércoles	Jueves	Viernes	Sábado	Domingo
Cena	Sopa de sandía con leche de coco Tortilla francesa de 2 huevos con ajos tiernos	Crema fría de col lombarda y pera, nueces y levadura nutricional Calabacín a la plancha con tapenade de aceitunas	Tortilla de espinacas Yogur de coco con papaya y nueces	Acelgas con ajo negro rehogadas Tempeh de garbanzos a la plancha con chucrut y aguacate	Ensalada de colores Wok de judías verdes francesas con verduras, huevos duros troceados y aceitunas	Crema fría de brócoli y manzana con algas (triturar en crudo con caldo o agua) Tabulé de quinoa, wakame, nueces y cebolla tierna con pesto	Calabaza a la plancha con aceite de romero y sal Setas ostra con calabacín al curri a la plancha

EJEMPLOS DE MENÚS

Dieta omnívora para otoño	Lunes	Martes	Miércoles	Jueves	Viernes	Sábado	Domingo
Desayuno	Infusión de regaliz, llantén, desmodium y una cucharada de aceite de coco	Infusión de regaliz, llantén, desmodium y una cucharada de aceite de coco	Infusión de regaliz, llantén, desmodium y una cucharada de aceite de coco	Infusión de regaliz, llantén, desmodium y una cucharada de aceite de coco	Infusión de regaliz, llantén, desmodium y una cucharada de aceite de coco	Infusión de regaliz, llantén, desmodium y una cucharada de aceite de coco	Infusión de regaliz, llantén, desmodium y una cucharada de aceite de coco
	Huevos poché y aguacate	Revuelto de bonito y arándanos	Huevos a la plancha, kéfir, nueces y plátano	Pan de trigo sarraceno con pavo y aguacate con ghee	Boniato al horno con ghee y yogur vegetal	Tortilla de patata con pan de trigo sarraceno y arándanos	Tortilla de 3 huevos y aguacate, anchoas y pan de trigo sarraceno o de teff
	Yogur de coco y granada						
A media mañana	Kombucha	Kombucha	Kombucha	Kombucha	Kombucha	Kombucha	Kombucha
Comida	Higos con queso de coco o de pistacho	Ensalada de brócoli	Ensalada de kale y granada	Hummus de remolacha	Boniato asado	Ensalada tibia de brócoli escaldado, azukis, jamón ibérico, zanahoria rallada, calabacín crudo y aceitunas negras	Hoja de col rizada rellena
	Trucha al horno con panceta ibérica	Magret de pato a mi manera	Codornices con verdura inspiradas en Aragón	Gallina a la antigua	Una de pularda que te crío a la salsa de madroño		Pescado blanco de costa a la plancha con tomillo, orégano y unas gotas de limón
Merienda	Rooibos con hielo	Rooibos con hielo	Rooibos con hielo	Rooibos con hielo	Rooibos con hielo	Rooibos con hielo	Rooibos con hielo

Dieta omnívora para otoño	Lunes	Martes	Miércoles	Jueves	Viernes	Sábado	Domingo
Cena temprana	Crema tibia de zanahoria Hamburguesa de pavo y sobrasada con cebolla, romero y tomillo	Salteado de col rizada y jamón ibérico Pollo casi tostado	Crema de calabacín y zanahoria con aceite de oliva Sepia a la plancha con tomillo y perejil	Brócoli y patata hervida 4 minutos con olivada negra Pescado blanco fresco a la plancha con cilantro y pepinillos en vinagre	Ensalada fría de judías verdes y patata con jamón ibérico Conejo con amor de espárrago	Crema de calabaza con cúrcuma y jengibre Hamburguesa de carne de pasto y brócoli con ajo	Ensalada de canónigos, rúcula, pepino, aceitunas y vinagreta (con vinagre de manzana) Pollo con falsa salsa de queso al romero

Dieta vegetariana para otoño	Lunes	Martes	Miércoles	Jueves	Viernes	Sábado
Desayuno	Infusión de regaliz, llantén, desmodium y 1 cucharada de aceite de coco 3 huevos poché, aguacate, yogur de coco y granada	Infusión de regaliz, llantén, desmodium y 1 cucharada de aceite de coco Revuelto de espárragos y setas con perejil Arándanos	Infusión de regaliz, llantén, desmodium y 1 cucharada de aceite de coco 3 huevos a la plancha, kéfir, nueces y plátano	Infusión de regaliz, llantén, desmodium y 1 cucharada de aceite de coco Pan de trigo sarraceno con pavo, aguacate con ghee y germinados	Infusión de regaliz, llantén, desmodium y 1 cucharada de aceite de coco Boniato al horno con ghee, y yogur vegetal con almendras tostadas o remojadas	Infusión de regaliz, llantén, desmodium y 1 cucharada de aceite de coco Tortilla de patata y cebolla Arándanos

EJEMPLOS DE MENÚS

Dieta vegetariana para otoño	Lunes	Martes	Miércoles	Jueves	Viernes	Sábado
A media mañana	Kombucha	Kombucha	Kombucha	Kombucha	Kombucha	Kombucha
Comida	Ensalada tibia de rúcula, pera, nueces, canónigos, escarola, aceitunas, queso vegetal y garbanzos salteados con vinagreta de vinagre manzana	Ensalada de quinoa, azukis, rúcula, pipas de calabaza tostadas, aceitunas, pepinillos, wakame y pepino. Con salsa pesto (sin queso)	Ensalada de amaranto, aguacate con canónigos, rúcula, pepino, nueces, huevos duros y aceitunas negras de Aragón con vinagreta	Ensalada de endivias, granada, canónigos, pollo con queso de coco + aceite y orégano	Higos con queso de coco o de pistacho Salteado de boniato, cebolla, nabo y tofu y lentejas germinadas con orégano	Tabulé de brócoli escaldado con lechuga maravilla, pepino, alcaparras, calabacín y aceitunas negras Nabo a la plancha con tahín tostado
Merienda	Rooibos con hielo	Rooibos con hielo	Rooibos con hielo	Rooibos con hielo	Rooibos con hielo	Rooibos con hielo
Cena opcional	Crema de shiitake Salteado de amaranto, semillas de sésamo tostadas, alcaparras y rúcula con ghee, ajo y perejil u orégano	Salteado de col rizada, chirivía y aceitunas negras Hummus de lenteja coral y remolacha con crackers de trigo sarraceno	Calabaza al horno con especias y salsa de yogur Tempeh a la plancha con tomillo y perejil	Brócoli y patata hervida 4 minutos con olivada negra Pasta de trigo sarraceno a la napolitana	Judías verdes y patata con hierbas provenzales Hummus de azukis con zanahoria para dipear	Crema de calabaza con cúrcuma y jengibre Salteado de trigo sarraceno, puerro y setas con salsa pesto

Agradecimientos

No puedo no agradecer a la vida la inmensa suerte que tengo; el apoyo de mi compañera de vida Ana y de mis hijos Noel y Èric, con su infinita paciencia y comprensión hacia mis horas de dedicación a mi profesión; mi familia y amigos, que siempre están cuando se los necesita; mis compañeros de profesión, de los que siempre aprendo gracias a su inmensa generosidad y cariño; mis alumnos, siempre atentos y agradecidos, y mis pacientes, que me entregan su confianza y amabilidad. Todos ellos son el motor que alimenta mi *ikigai* y consiguen que siempre dé lo mejor de mí.

Ojalá que esta obra consiga que nadie sufra por llevar a cuestas una mala salud, porque la vida sin salud o con poca salud no se disfruta igual.

¡Os deseo una sana y larga vida!

Bibliografía

En «Introducción»

Kelley, N., *et al.*, «El inflamasoma NLRP3: una descripción general de los mecanismos de activación y regulación», *International Journal of Molecular Science*, 2019; 20 (13): 3328; doi: 10.3390/ijms20133328.

Lahita, R. G., *et al.*, «Low Levels of Total Cholesterol, High-Density Lipoprotein, and Apolipoprotein A1 in Association with Anti-cardiolipin Antibodies in Patients with Systemic Lupus Erythematosus», *Arthritis & Rheumatology*, 1993; 36: 1566-1574.

Park, Y. B., *et al.*, «Lipid Profiles in Untreated Patients with Rheumatoid Arthritis», *The Journal of Rheumatology*, 1999; 26: 1701-1704.

Rodríguez-Moranta, F., *et al.*, «Fecal Calprotectin in the Diagnosis of Inflammatory Bowel Diseases», Servicio de Gastroenterología, Hospital de Bellvitge, Hospitalet de Llobregat, Barcelona, España; doi: 10.1016/j.gastrohep.2012.10.008.

En «Ejercicio»

Cerqueira, É., *et al.*, (2020), «Inflammatory Effects of High and Moderate Intensity Exercise—A Systematic Review», *Fron-*

tiers in Physiology, 10:1550, 09 de enero, 2020; doi: 10.3389/fphys.2019.01550.

Woods, J. A., *et al.* (2012), «Exercise, Inflammation and Aging. Aging and Disease», 3(1), 130-140.

Stoyan, D., E. Hulteng y S. Hong, «Inflammation and Exercise: Inhibition of Monocytic Intracellular TNF Production by Acute Exercise via β2-Adrenergic Activation», *Brain, Behavior, and Immunity*, 2016; doi: 10.1016/j.bbi.2016.12.017.

Van Wijck, K., *et al.*, «Exercise-Induced Splanchnic Hypoperfusion Produces Intestinal Dysfunction in Healthy Men», *PLoS One 6*, e22366 (2011).

Otte, J. A., *et al.*, «Exercise Induces Gastric Ischemia in Healthy Volunteers: a Tonometry Study», *Journal of Applied Physiology*, 91, 866-871 (2001).

Sivamaruthi, B. S., P. Kesika y C. Chaiyasut (2019), «Effect of Probiotic Supplements on the Health Status of Athletes», *International Journal of Environmental Research and Public Health*, 16 (22), 4469, <https://doi.org/10.3390/ijerph16224469>.

Möller, G. B., *et al.*, «Supplementation of Probiotics and Its Effects on Physically Active Individuals and Athletes: Systematic Review», *International Journal of Sport Nutrition and Exercise Metabolism*. 2019; 29(5): 481-492; doi: 10.1123/ijsnem.2018-0227. PMID: 30676130.

Tavares-Silva, E., *et al.* (2021), «Effect of Multi-strain Probiotic Supplementation on URTI Symptoms and Cytokine Production by Monocytes after a Marathon Run: a Randomized, Double-blind, Placebo-controlled Study», *Nutrientes*, 13 (5), 1478, <https://doi.org/10.3390/nu13051478>.

Rowbottom, D. G., D. Keast y A. R. Morton, «The Emerging Role of Glutamine as an Indicator of Exercise Stress and Overtraining», *Sports Medicine*. 1996. 21 (2): 80-97; doi: 10.2165/00007256-199621020-00002. PMID: 8775515.

Pugh J. N., *et al.*, «Glutamine Supplementation Reduces Markers of Itestinal Permeability during Running in the Heat in a dose-dependent Manner», *European Journal of Applied Physiology*, 2017; 117 (12): 2569-2577; doi: 10.1007/s00421-017-3744-4. Epub 2017. PMID: 29058112; PMCID: PMC5694515.

Kalman, D. S., *et al.* (2012), «Comparison of Coconut Water and a Sports Drink with Carbohydrates and Electrolytes in Hydration and Physical Performance Measures in Exercise-trained Men», *Journal of the International Society for Sports Nutrition*, 9 (1), 1, <https://doi.org/10.1186/1550-2783-9-1>.

En «Ciclos circadianos»

Fishbein, A. B., K. L. Knutson y P. C. Zee, «Circadian Disruption and Human Health», *The Journal of Clinical Investigation*, 2021; 131 (19): e148286; doi: 10.1172/JCI148286. PMID: 34596053; PMCID: PMC8483747.

Drăgoi, C. M., *et al.*, «Circadian Rhythms, Chrononutrition, Physical Training, and Redox Homeostasis-Molecular Mechanisms in Human Health», *Cells*. 2024, 11; 13 (2): 138; doi: 10.3390/cells13020138. PMID: 38247830; PMCID: PMC10814043.

Stowe, T. A. y C. A. McClung, «How Does Chronobiology Contribute to the Development of Diseases in Later Life», *Clinical Interventions in Aging*, 2023, 20; 18: 655-666; doi: 10.2147/CIA.S380436. PMID: 37101656; PMCID: PMC10124625.

Fang, Y., *et al.*, «Day-to-day Variability in Sleep Parameters and Depression Risk: a Prospective Cohort Study of Training Physicians», *npj Digital Medicine*, 4, 28 (2021), <https://doi.org/10.1038/s41746-021-00400-z>.

Wang X-L y L. Li (2021), «Circadian Clock, Immune Response, Systemic Inflammation, Neurodegeneration, Cellular Metabolism. Circadian Clock Regulates Inflammation and the Development of Neurodegeneration», *Frontiers In Cellular and Infection.Microbiology*,11:696554;doi:10.3389/fcimb.2021.696554.

Drăgoi, C. M., *et al.*, «Circadian Rhythms, Chrononutrition, Physi-

cal Training, and Redox Homeostasis-Molecular Mechanisms in Human Health», *Cells*. 2024, 11; 13 (2): 138; doi: 10.3390/cells13020138. PMID: 38247830; PMCID: PMC10814043.
Lane, J. M., *et al.*, «Genetics of Circadian Rhythms and Sleep in Human Health and Disease», *Nature Reviews Genetics,* 2023; 24 (1): 4-20; doi: 10.1038/s41576-022-00519-z. Epub 2022 26. PMID: 36028773; PMCID: PMC10947799.
Nat Rev Genet. 2023; 24 (1): 4-20; doi: 10.1038/s41576-022-00519-z. Epub 2022 26. PMID: 36028773; PMCID: PMC10947799.

En «Protege la microbiota o enterotipo»

Hou, K., *et al.*, «Microbiota in health and diseases», *Signal Transduction and Targeted Therapy* 7, 135 (2022), <https://doi.org/10.1038/s41392-022-00974-4>.
Hu, X., *et al.*, «Integrative Metagenomic Analysis Reveals Distinct Gut Microbial Signatures Related to Obesity», *BMC Microbiolgoy*, 24, 119 (2024), <https://doi.org/10.1186/s12866-024-03278-5>.
Ganesan, B., *et al.*, «Probiotic Bacteria Survive in Cheddar Cheese and Modify Populations of other Lactic Acid Bacteria», *Journal of Applied Microbiology*, 2014; 116 (6): 1642-1656; doi: 10.1111/jam.12482. Epub 2014. PMID: 24905221.
Ortakci, F., J. R. Broadbent, W. R. McManus, D. J. McMahon, «Survival of Microencapsulated Probiotic Lactobacillus Paracasei LBC-1e During Manufacture of Mozzarella Cheese and Simulated Gastric Digestion», *Journal of Dairy Science*, 2012; 95 (11): 6274-6281; doi: 10.3168/jds.2012-5476. Epub 2012. PMID: 22981567.
Cuevas-Sierra, A., *et al.* (2021), «Diferencias de la microbiota intestinal según el consumo de alimentos ultraprocesados en una población española», *Nutrientes*, 13 (8), 2710, <https://doi.org/10.3390/nu13082710>.

En «Regula y activa el termostato interno»

Esperland, D., de Weerd, L. y Mercer, J. B., «Health Effects of Voluntary Exposure to Cold Water – a Continuing Subject of Debate», *International Journal of Circumpolar Health*, 2022: 2111789; doi: 10.1080/22423982.2022.2111789. PMID: 36137565; PMCID: PMC9518606.

Xiao, F., *et al.*, «Effects of Cold Water Immersion after Exercise on Fatigue Recovery and Exercise Performance--Meta Analysis», *Frontiers in Physiology*. 2023; 14: 1006512: doi: 10.3389/fphys.2023.1006512. PMID: 36744038; PMCID: PMC9896520.

Yankouskaya, A., *et al.*, «Short-Term Head-Out Whole-Body Cold-Water Immersion Facilitates Positive Affect and Increases Interaction between Large-Scale Brain Networks», *Biology* (Basel), 2023; 12 (2): 211; doi: 10.3390/biology12020211. PMID: 36829490; PMCID: PMC9953392.

Fyfe, J. J. *et al.*, «Cold Water Immersion Attenuates Anabolic Signaling and Skeletal Muscle Fiber Hypertrophy, but not Strength Gain, Following Whole-body Resistance Training», *Journal of Applied Physiology* (1985), 2019; 127 (5): 1403-1418; doi: 10.1152/japplphysiol.00127.2019. Epub 2019. PMID: 31513450.

Allan, R., *et al.*, «Cold for Centuries: a Brief History of Cryotherapies to Improve Health, Injury and Post-exercise Recovery», *European Journal of Applied Physiology*. 2022; 122 (5): 1153-1162; doi: 10.1007/s00421-022-04915-5. Epub 2022. PMID: 35195747; PMCID: PMC9012715.

En «Tóxicos en tu cocina»

Philip, A. y N. D. White, «Gluten, Inflammation, and Neurodegeneration», *American Journal of Lifestyle Medicine*, 2022; 16 (1): 32-

35; doi: 10.1177/15598276211049345. PMID: 35185424; PMCID: PMC8848113.

Soares, F. L., *et al.*, «Gluten-free Diet Reduces Adiposity, Inflammation and Insulin Resistance Associated with the Induction of PPAR-alpha and PPAR-gamma Expression», *Journal of Nutritional Biochemistry*, 2013: 1105-1111; doi: 10.1016/j.jnutbio.2012.08.009. Epub 2012. PMID: 23253599.

Balakireva, A. V. y A. A. Zamyatnin, «Properties of Gluten Intolerance: Gluten Structure, Evolution, Pathogenicity and Detoxification Capabilities», *Nutrients*. 2016: 644; doi: 10.3390/nu8100644. PMID: 27763541; PMCID: PMC5084031.

Noma, S., *et al.*, «Caracterización molecular completa de la familia multigénica de α/β-gliadina en trigo hexaploide», *Molecular Genetics and Genomics*, 291, 65-77 (2016), <https://doi.org/10.1007/s00438-015-1086-7>.

Philip, R., *et al.*, «Endocrine Manifestations of Celiac Disease», *Indian Journal o Endocrinology and Metabolism*, 2012: S506-8; doi: 10.4103/2230-8210.104149. PMID: 23565481; PMCID: PMC3603129.

Mnif, W., *et al.*, «Effect of Endocrine Disruptor Pesticides: a Review», *International Journal of Environmental Research and Public Health*, 2011: 2265-2303; doi: 10.3390/ijerph8062265. Epub 2011. PMID: 21776230; PMCID: PMC3138025.

En «Suplementos de ayuda»

Luo, X., *et al.*, «The Role of Germanium in Diseases: Exploring its Important Biological Effects», *Journal of Translational Medicine*, 2023; 21 (1): 795; doi: 10.1186/s12967-023-04643-0. PMID: 37940963; PMCID: PMC10634018.

Kim, D. H., *et al.*, «A Natural Supplement Formula Reduces Antioxidant Stress and Enhances the Potential for Osteochondrogenic Differentiation in Mesenchymal Stem Cells», *Journal of*

Clinical Biochemestry and Nutrition, 2020; 66 (3): 206-212; doi: 10.3164/jcbn.19-97.

Wang, Y. S., *et al*., «Germanium Reduces Inflammatory Damage in Mammary Glands During Lipopolysaccharide-Induced Mastitis in Mice», *Biological Trace Element Research* 2020; 198 (2): 617-626; doi: 10.1007/s12011-020-02106-x. Epub 2020. PMID: 32144718.

Zhou, L., *et al*., «Characterization of Molecular Species and Anti-Inflammatory Activity of Purified Phospholipids from Antarctic Krill Oil», *Marine Drugs*. 2021; 19 (3): 124, <https://doi.org/10.3390/md19030124>.

Menchikov L. G. y A. V. Popov, «Physiological Activity of Trace Element Germanium including Anticancer Properties», *Biomedicines*. 2023, 25; 11 (6): 1535; doi: 10.3390/biomedicines11061535. PMID: 37371629; PMCID: PMC10295216.

Vishal, A. A., A. Mishra, S. P. Raychaudhuri, «A Double blind, Randomized, Placebo Controlled Clinical Study Evaluates the Early Efficacy of Aflapin in Subjects with Osteoarthritis of Knee», *International Journal of Medical Science*, 2011; 8 (7): 615-622; doi: 10.7150/ijms.8.615. Epub 2011. PMID: 22022214; PMCID: PMC3198257.

Ulbricht, C., *et al*. (2014), «An Evidence-Based Systematic Review of Elderberry and Elderflower (Sambucus nigra) by the Natural Standard Research Collaboration», *Journal of Dietary Supplements*, 11: 1, 80-120; doi: 10.3109/19390211.2013.859852.

Yang, L., *et al*., «Novel Enzyme Formulations for Improved Pharmacokinetic Properties and Anti-inflammatory Efficacies», *International Journal of Pharmaceutics*. 2018, 15; 537 (1-2): 268-277; doi: 10.1016/j.ijpharm.2017.12.030. Epub 2017. PMID: 29258909.

Yang, R. *et al*. (2017), «The Anti-inflammatory Activity of Licorice, a Widely Ssed Chinese Herb», *Pharmaceutical Biology*, 55: 1, 5-18; doi: 10.1080/13880209.2016. 1225775.

Farsi, F., *et al.*, «Can Coenzyme Q10 Supplementation Effectively Reduce Human Tumor Necrosis Factor-α and Interleukin-6 Levels in Chronic Inflammatory Diseases? A Systematic Review and Meta-analysis of Randomized Controlled Trials», *Pharmacological Research*, 2019; 148: 104290; doi: 10.1016/j.phrs. 2019. 104290. Epub 2019. PMID: 31185284.

Mirmalek, S. A., *et al.*, «Antioxidant and Anti-Inflammatory Effects of Coenzyme Q10 on L-Arginine-Induced Acute Pancreatitis in Rat», *Oxidative Medicine and Cellular Longevity*, 2016; 2016: 5818479; doi: 10.1155/2016/5818479.

Alehagen, U. y J. Aaseth, «Selenium and Coenzyme Q10 Interrelationship in Cardiovascular Diseases--A Clinician's Point of View», *Journal of Trace Elements in Medicine and Biology*, 2015; 31: 157-162; doi: 10.1016/j.jtemb.2014.11.006. Epub 2014. PMID: 25511910.

Kieliszek, M., «Selenium-Fascinating Microelement, Properties and Sources in Food», *Molecules*. 2019; 24 (7): 1298. 2019; doi: 10.3390/molecules24071298.

Sheng, K., *et al.*, «Synbiotic Supplementation Containing Bifidobacterium Infantis and Xylooligosaccharides Alleviates Dextran Sulfate Sodium-induced Ulcerative Colitis», *Food & Function Journal*, 2020 11 (5): 3964-3974; doi: 10.1039/d0fo00518e. Epub 2020. PMID: 32400787.

Roberts, J. L., *et al.*, «Bifidobacterium Adolescentis Supplementation Attenuates Fracture-Induced Systemic Sequelae», *Biomedicine & Pharmacotherapy*, 2020; 132: 110831; doi: 10.1016/j.biopha.2020.110831. Epub 2020. PMID: 33022534.

Orlandoni, P., *et al.*, «Safety and Efficacy of Probiotic Supplementation in Reducing the Incidence of Infections and Modulating Inflammation in the Elderly with Feeding Tubes: A Pilot, Double-Blind, Placebo-Controlled Study, "IntegPRO", *Nutrients*. 2021; 13 (2): 391. 2021; doi: 10.3390/nu13020391.

Bozzi Cionci, N., *et al.*, «Therapeutic Microbiology: The Role of Bifidobacterium breve as Food Supplement for the Prevention/Treatment of Paediatric Diseases», *Nutrients*. 2018; 10 (11): 1723. 2018; doi: 10.3390/nu10111723.

Sim, M., *et al.*, «Hydrogen-rich Water Reduces Inflammatory Responses and Prevents Peripheral Blood Cell Apoptosis in Healthy Adults: a Randomized, Double-blind, Controlled trial», *Scientific representative* 2020; 10 (1): 12130; doi:10.1038/s41598-020-68930-2.

Ashour, M. L., *et al.* (2013), «Simmondsia Chinensis (Jojoba): A Comprehensive Pharmacognostic Study», *Journal of Pharmacognosy and Phytochemistry*, 2 (2).

Vaughn, A. R., *et al.* (2017), «Natural Oils for Skin-Barrier Repair: Ancient Compounds Now Backed by Modern Science», *American Journal of Clinical Dermatology*, 1-15.

Goswami, P. K., M. Samant y R. Srivastava (2013), «Natural Sunscreen Agents: A Review», *SAJP*, 2, 458-463.

Sánchez, M., *et al.* (2016), «Jojoba Oil: A State of the Art Review and Future Prospects», *Energy Conversion and Management*, 129, 293-304.

Patel, V. R., *et al.*, «Castor Oil: Properties, Uses, and Optimization of Processing Parameters in Commercial Production», *Lipid Insights*. 2016; 9: 1-12. 2016; doi: 10.4137/LPI.S40233.

Dhillon, G., *et al.*, «Hydrogen Water: Extra Healthy or a Hoax?-A Systematic Review», *International Journal of Molecular Science*. 2024;25(2):973. doi: 10.3390/ijms25020973. PMID: 38256045; PMCID: PMC10816294.

Guarente, L., D. A. Sinclair y G. Kroemer, «Human Trials Exploring Anti-aging Medicines», *Cell Metabolism*. 2024; 36 (2): 354-376; doi: 10.1016/j.cmet.2023.12.007. Epub 2024. PMID: 38181790.

El-Saber Batiha, G., *et al.*, «Traditional Uses, Bioactive Chemical Constituents, and Pharmacological and Toxicological Activities of *Glycyrrhiza glabra L.* (Fabaceae)», *Biomolecules*. 2020; 10 (3): 352; doi: 10.3390/biom10030352. PMID: 32106571; PMCID: PMC7175350.

Valenzuela, B., *et al.* (2014), «Fosfolípidos de origen marino: una nueva alternativa para la suplementación con ácidos grasos omega-3», *Revista chilena de nutrición*, 41 (4), 433-438, <https://dx.doi.org/10.4067/S0717-75182014000400013>.

Liao, W., *et al.*, «Magnesium-L-threonate treats Alzheimer's Disease by Modulating the Microbiota-gut-Brain Axis», *Neural Regeneration Research*, 2024; 19 (10): 2281-2289; doi: 10.4103/1673-5374.391310. Epub 2023. PMID: 38488562; PMCID: PMC11034594.

Alehagen, U., *et al.*, «Effects of an Intervention with Selenium and Coenzyme Q10 on Five Selected Age-Related Biomarkers in Elderly Swedes Low in Selenium: Results That Point to an Anti-Ageing Effect-A Sub-Analysis of a Previous Prospective Double-Blind Placebo-Controlled Randomised Clinical Trial», *Cells*. 2023; 12 (13): 1773; doi: 10.3390/cells12131773. PMID: 37443807; PMCID: PMC10340529.

Silva, S., *et al.*, «Protective Effects of Hydroxytyrosol-Supplemented Refined Olive Oil in Animal Models of Acute Inflammation and Rheumatoid Arthritis», *The Journal of Nutritional Biochemestry*, 2015: 360-368; doi: 10.1016/j.jnutbio.2014.11.011. Epub 2014. PMID: 25620693.

Goyal, A., *et al.*, «Bioactive-Based Cosmeceuticals: An Update on Emerging Trends», *Molecules*. 2022: 828; doi: 10.3390/molecules27030828. PMID: 35164093; PMCID: PMC8837976.

En «El sol es imprescindible»

Fent, K., P. Y. Kunz y E. Gomez, «UV filters in the Aquatic Environment Induce Hormonal Effects and Affect Fertility and Reproduction in Fish. Endocrine Disruptors: Natural Waters and Fishes», *Chimia*. 2008; 62 (5): 368-375.

Kunz, P. Y. y K. Fent, «Multiple Hormonal Activities of UV Filters and Comparison of in Vivo and in Vitro Estrogenic Activity of

Ethyl-4-aminobenzoate in Fish», *Aquatic Toxicology*, 2006; 79 (4): 305-324. Epub 2006.

Escobedo João, F., *et al.*, «Ratios of UV, PAR and NIR Components to Global Solar Radiation Measured at Botucatu Site in Brazil», *Renewable Energy*. 2010; doi: 10.1016/j.renene.2010.06.018.

Bachem, A. y C. I. Reed, «The Penetration of Radiation through Human Skin», *American Journal of Physiology*, 1931;97: 86-91. Citado en Schieke, S. M., P. Schroeder, J. Krutmann, «Cutaneous Effects of Infrared Radiation: from Clinical Observations to Molecular Response Mechanisms», *Photodermatol Photoimmunol Photomedicine*, 2003; 19 (5): 228-234.

Kligman, L. H., «Full Spectrum Solar Radiation as a Cause of Dermal Photodamage: UVB to Infrared», *Acta Dermato-Venereologica* Suppl (Stockh), 1987; 134: 53-61.

Schroeder, P., J. Haendeler, J. Krutmann, «The Role of near Infrared Radiation in photoaging of the Skin», *Experimental Gerontology*, 2008. 43(7):629-632. Epub 2008.

Schroeder P, Pohl C, Calles C, *et. al.*, «Cellular Response to Infrared Radiation Involves Retrograde Mitochondrial Signaling», *Free Radical Biology and Medicine*. 2007; 43 (1): 128-135.

Rueegg, C., *et al.*, «Challenges in Assessing the Sunscreen-Melanoma Association»; doi: 10.1002/ijc.31997. International Journal of Cancer. 2019/01/07.

Stolecka-Warzecha, A., *et al.*, «The Use of Hemispheric Directional Reflectance Method to Verify the Usefulness of Filters Protecting the Skin Against Infrared Radiation», *Clinical, Cosmetic and Investigational Dermatology*, 2023; 16: 2663-2675; doi: 10.2147/CCID.S423667. PMID: 37790905; PMCID: PMC 10543075.

He, P., *et al.*, «Enhanced far infrared emissivity, UV protection and near-infrared shielding of polypropylene composites via incorporation of natural mineral for functional fabric development», *Sci Rep* 13, 22329 (2023), <https://doi.org/10.1038/s41598-023-49897-2>.

Lin, Y. T., *et al.*, «Prevalence and Predictors of Insufficient Plasma Vitamin C in a Subtropical Region and Its Associations with Risk Factors of Cardiovascular Diseases: A Retrospective Cross-Sectional Study», *Nutrients*. 2022; 14 (5): 1108; doi: 10.3390/nu14051108. PMID: 35268083; PMCID: PMC-8912640.

Shi, L., A. Niedzwieckiy M. Rath, «Age and Dietary Vitamin C Intake Affect Brain Physiology in Genetically Modified Mice Expressing Human Lipoprotein(A) and Unable to Synthesize Vitamin C», *Current Aging Science*. 2021; 14 (3): 223-234; doi: 10.2174/1874609814666210706170326. PMID: 34229598.

Chakrabarty, S., *et al.*, «Bioactivities of Jojoba Oil Beyond Skincare» *Journal of medicinal food* vol. 27, 7 (2024): 579-588; doi: 10.1089/jmf.2023.k.0062.

Carrara, M., *et al.*, «Potential of Olive Oil Mill Wastewater as a Source of Polyphenols for the Treatment of Skin Disorders: A Review», *Journal of Agricultural and Food Chemistry*, 20217268-7284; doi: 10.1021/acs.jafc.1c00296. Epub 2021. PMID: 34180235.

Silva, S., *et al.*, «Protective Effects of Hydroxytyrosol-Supplemented Refined Olive Oil in Animal Models of Acute Inflammation and Rheumatoid Arthritis», *Journal of Nutritional Biochemistry*, 2015: 360-368; doi: 10.1016/j.jnutbio.2014.11.011. Epub 2014. PMID: 25620693.

Noguera-Navarro, C., Montoro-García, S. y Orenes-Piñero, E., «Hydroxytyrosol: Its Role in the Prevention of Cardiovascular Diseases», *Heliyon*. 2023: e12963; doi: 10.1016/j.heliyon.2023. e12963. PMID: 36704293; PMCID: PMC9871206.

Lopez-Huertas, E., Fonolla J., «Hydroxytyrosol Supplementation Increases Vitamin C Levels in Vivo. A Human Volunteer Trial», *Redox Biology*, 2017: 384-389; doi: 10.1016/j.redox.2016. 12.014. Epub 2016. PMID: 28063380; PMCID: PMC5219-601.

González-Acedo, A., *et al.*, «The Benefits of Olive Oil for Skin Health: Study on the Effect of Hydroxytyrosol, Tyrosol, and Oleocanthal on Human Fibroblasts», *Nutrients*. 2023: 2077; doi: 10.3390/nu15092077. PMID: 37432217; PMCID: PMC 10181161.

En «Recetas antiinflamatorias bajas en FODMAP»

Banaszak, M., *et al.*, «Association between Gut Dysbiosis and the Occurrence of SIBO, LIBO, SIFO and IMO», *Microorganisms*. 2023; 11 (3): 573; doi: 10.3390/microorganisms11030573. PMID: 36985147; PMCID: PMC10052891.

Dordević, D., *et al.*, «Hydrogen Sulfide Toxicity in the Gut Environment: Meta-analysis of sulfate-reducing and Lactic Acid Bacteria in Inflammatory Processes», *Journal of Advanced Research*, 2020; 27: 55-69; doi: 10.1016/j.jare.2020.03.003. PMID: 33318866; PMCID: PMC7728594.

Bretto, E., *et al.*, «Helicobacter pylori en las enfermedades inflamatorias intestinales: ¿protagonista activo o espectador inocente?», *Antibióticos*. 2024; 13(3): 267, <https://doi.org/10.3390/antibiotics13030267>.

Singh, S. B., H. C. Lin, «Hydrogen Sulfide in Physiology and Diseases of the Digestive Tract», *Microorganisms*. 2015: 866-889; doi: 10.3390/microorganisms3040866. PMID: 27682122; PMCID: PMC5023273.

Moon, J. Y., *et al.*, «Sulfur Metabolism of the Gut Microbiome and Colorectal Cancer: The Threat to the Younger Generation», *Nutrients*. 2023: 1966; doi: 10.3390/nu15081966. PMID: 3711 1185; PMCID: PMC10146533.

Chedid, V., *et al.*, «Herbal Therapy is Equivalent to Rifaximin for the Treatment of Small Intestinal Bacterial Overgrowth», *Global Advances in Health and Medicine*, 2014: 16-24; doi: 10.7453/gahmj.2014.019. PMID: 24891990; PMCID: PMC4030608.

Gharibpour, F., et al., «The Effects of Nutraceuticals and Herbal Medicine on Candida albicans in Oral Candidiasis: A Comprehensive Review», *Advances in Experimental Medicine and Biology*, 2021; 1308: 225-248; doi: 10.1007/978-3-030-64872-5_16. PMID: 33861447.

Nguyen, W., et al., «The in Vivo Anti-Candida Albicans activity of Flavonoids», *Journal of Oral Bioscience*, 2021; 63 (2): 120-128; doi: 10.1016/j.job.2021.03.004. Epub 2021. PMID: 33839266.

Weinstock, L., y V. S. Jasion, «Serum-Derived Bovine Immunoglobulin/Protein Isolate Therapy for Patients with Refractory Irritable Bowel Syndrome», 2014. *Open Journal of Gastroenterology*, 2014.4 (10): 329-334; doi: 10.4236/ojgas.2014.410047.

Soliman, S., et al., «Plants, Natural Products as Alternative Promising Anti-Candida Drugs», *Pharmacognosy Reviews*, 2017; 11 (22): 104-122; doi: 10.4103/phrev.phrev_8_17. PMID: 28989245; PMCID: PMC5628516.

Alagiakrishnan, K., J. Morgadinho y T. Halverson, «Approach to the Diagnosis and Management of Dysbiosis», *Frontiers in Nutrition*, 2024; 11: 1330903; doi: 10.3389/fnut.2024.1330903. PMID: 38706561; PMCID: PMC11069313.

En «Dieta para la alergia a los salicilatos»

Keszycka, P. K., E. Langey D. Gajewska, «Effectiveness of Personalized Low Salicylate Diet in the Management of Salicylates Hypersensitive Patients: Interventional Study», *Nutrients*, 2021: 991; doi: 10.3390/nu13030991. PMID: 33808619; PMCID: PMC8003553.

Malakar, S., «Review Article Bioactive Food Chemicals and Gastrointestinal Symptoms: a Focus of Salicylates», *Journal of Gastroenterology and Hepatology* (2017); 32 (Supl. 1): 73-77.

Kęszycka, P. K., M. Szkop y D. Gajewska, «Overall Content of Salicylic Acid and Salicylates in Food Available on the European

Market», *Journal of Agricultural and Food Chemistry*, 2017, 65, 11085-11091 pubs.acs.org/JAFC.

En «Problemas con la histamina»

Hrubisko, *et al.*, «Histamine Intolerance-The More We Know the Less We Know. A Review», *Nutrients*, 2021: 2228; doi: 10.3390/nu13072228. PMID: 34209583; PMCID: PMC8308327.

Nazar, W., *et al.*, «Histamine Intolerance in Children: A Narrative Review», *Nutrients*. 2021: 1486; doi: 10.3390/nu13051486. PMID: 33924863; PMCID: PMC8144954.

Pavan, R., *et al.* (2012), «Properties and Therapeutic Application of Bromelain: A Review», *Biotechnology Research International*, 2012, pp. 1-6, <https://www.ncbi.nlm.nih.gov/pubmed/23304525>.

Heinicke, R., L. Van der Wal y M. Yokoyama (1992), «Effect of Bromelain (Ananase) on Human Platelet Aggregation», *Experientia*, 28 (7), 844-845, <https://www.ncbi.nlm.nih.gov/pubmed/4658882>.

Li, Y., *et al.* (2016), «Quercetin, Inflammation and Immunity», *Nutrients*, 8 (3), p. 167, <https://www.ncbi.nlm.nih.gov/pmc/articles/PMC4808895/>.

Schnedl, W. J., D. Enko, «Histamine Intolerance Originates in the Gut», *Nutrients*. 2021: 1262; doi: 10.3390/nu13041262. PMID: 33921522; PMCID: PMC8069563.

Yang, L., *et al.*, «Discovery and Analysis the Anti-pseudo-allergic Components from Perilla Frutescens Leaves by Overexpressed MRGPRX2 Cell Membrane Chromatography Coupled with HPLC-ESI-IT-TOF System», *Journal of Pharmacy and Pharmacology*, 2020; 72 (6): 852-862; doi: 10.1111/jphp.13246. Epub 2020. PMID: 32141613.

Adam, G., *et al.*, «Applications of Perilla Frutescens Extracts in Clinical Practice», *Antioxidants* (Basel), 2023; 12 (3): 727; doi:

10.3390/antiox12030727. PMID: 36978975; PMCID: PMC 10045045.

Kaiser, P., *et al.*, «Anti-allergic effects of Herbal Product from Allium Cepa (bulb)», *Journal of Medicinal Food*, 2009; 12 (2): 374-82; doi: 10.1089/jmf.2007.0642. PMID: 19459740.

Yamprasert, R., *et al.*, «Ginger Extract Versus Loratadine in the Treatment of Allergic Rhinitis: a Randomized Controlled Trial», *BMC Complementary Medicine and Therapies*, 2020; 20 (1): 119; doi: 10.1186/s12906-020-2875-z. PMID: 32312261; PMCID: PMC7171779.

Sánchez-Pérez, S., *et al.*, «Low-Histamine Diets: Is the Exclusion of Foods Justified by Their Histamine Content?», *Nutrients*, 2021; 13 (5): 1395; doi: 10.3390/nu13051395. PMID: 33919293; PMCID: PMC8143338.

Comas-Basté, O., *et al.*, «Lyophilised Legume Sprouts as a Functional Ingredient for Diamine Oxidase Enzyme Supplementation in Histamine Intolerance», 2020.

Boulfekhar, R., *et al.*, «Diamine Oxidase as a Therapeutic Enzyme: Study of Germination from Vegetal Sources and Investigation of the Presence of β-N-Oxalyl-L-α,β-diaminopropionic Acid (β-ODAP) Using LC-MS/MS», *International Journal of Molecular Sciences*, 2023; 24 (5): 4625; doi: 10.3390/ijms24054625. PMID: 36902055; PMCID: PMC10003342.

En «Recetario»

T. Houghton, (2019), «¿Qué son las lectinas? Una mirada a esta controvertida proteína», *Centro de Estudios En Nutrición*, <https://nutritionstudies.org/es/que-son-las-lectinas-una-mirada-a-esta-controvertida-proteina/>.

Van Buul, V. J., Fred. J. P. H. Brouns, «Health Effects of Wheat Lectins: A Review», *Journal of Cereal. Science*, 59, 2, 2014, 112-117, ISSN 0733-5210, <https://doi.org/10.1016/j.jcs.2014.01.010>.

Dalla Pellegrina, C., *et al*, «Effects of Wheat Germ Agglutinin on Human Gastrointestinal Epithelium: Insights from an Experimental Model of Immune/epithelial Cell Interaction», *Toxicology and Applied Pharmacology,* 237, 2, 2009, 146-153, ISSN 0041-008X, <https://doi.org/10.1016/j.taap.2009.03.012>.

Broadwell, R. D., B. J. Balin y M. Salcman, «Transcytotic Pathway for Blood-borne Protein through the Blood-brain Barrier», *Proceedings of the National Academy of Science USA*. 1988: 632-636; doi: 10.1073/pnas.85.2.632. PMID: 2448779; PMCID: PMC279605.

Tchernychev, B. y M. Wilchek, «Natural Human Antibodies to Dietary Lectins», *FEBS Letters*. 1996; 397 (2-3): 139-142; doi: 10.1016/s0014-5793(96)01154-4. PMID: 8955334.

Liu, W. K., *et al.*, «Wheat Germ Lectin Induces G2/M Arrest in Mouse L929 Fibroblasts», *Journal of Cellular Biochemistry*, 2004; 91 (6): 1159-1173; doi: 10.1002/jcb.10755. PMID: 15048871.

Ohmori, T., *et al.*, «Wheat Germ Agglutinin-Induced Platelet Activation Via Platelet Endothelial Cell Adhesion Molecule-1: Involvement of Rapid Phospholipase C Gamma 2 Activation by Src Family Kinases», *Biochemistry*. 2001: 12992-3001; doi: 10.1021/bi0109459. PMID: 11669637.

Ovelgönne, J. H., *et al.*, «Decreased Levels of Heat Shock Proteins in Gut Epithelial Cells after Exposure to Plant Lectins», *Gut*. 2000; 46 (5): 679-687; doi: 10.1136/gut.46.5.680. PMID: 10764712; PMCID: PMC1727920.

Signorello, M. G., S. Ravera y G. Leoncini, «Lectin-induced Oxidative Stress in Human Platelets», *Redox Biology*, 2020: 101456; doi: 10.1016/j.redox.2020.101456. Epub 2020. PMID: 32063518; PMCID: PMC7264469.

«Alergia a la leche - Síntomas y causas» (2022), *Mayo Clinic*, <https://www.mayoclinic.org/es/diseases-conditions/milk-allergy/symptoms-causes/syc-20375101>.

Hashemilar, M., *et al.*, «Effect of Whey Protein Supplementation on Inflammatory and Antioxidant Markers, and Clinical Prognosis in Acute Ischemic Stroke (TNS Trial): A Randomized, Double Blind, Controlled, Clinical Trial», *Advanced Pharmaceutical Bulletin*, 2020; 10 (1): 135-140; doi: 10.15171/apb.2020.018.

Daddaoua, A., et al., «Bovine Glycomacropeptide Is Anti-Inflammination in Rats with Hapten-Induced Colitis», *The Journal of Nutrition*, 135, 5, 2005, 1164-1170, <https://doi.org/10.1093/jn/135.5.1164>.

Frazier, T. H., J. K. DiBaise y C. J. McClain, «Gut Microbiota, Intestinal Permeability, Obesity-induced Inflammation, and Liver Injury», *JPEN Journal of Parenteral and Enteral Nutrition*, 2011; 35 (Supl. 5): 14S-20S; doi: 10.1177/0148607111413772. Epub 2011. PMID: 21807932.

Aeberli, I., et al., «Low to Moderate Sugar-sweetened Beverage Consumption Impairs Glucose and Lipid Metabolism and Promotes Inflammation in Healthy Young Men: a Randomized Controlled Trial», *American Journal of Clinical Nutrition*, 2011; 94 (2): 479-485; doi: 10.3945/ajcn.111.013540. Epub 2011. PMID: 21677052.

Bruun, J. M., et al., «Consumption of Sucrose-Sweetened Soft Drinks Increases Plasma Levels of Uric Acid in Overweight and Obese Subjects: a 6-month Randomised Controlled Trial», *European Journal of Clinical Nutrition*, 2015; 69 (8): 949-953; doi: 10.1038/ejcn.2015.95. Epub 2015. PMID: 26081486.

Ma, T., et al., «Sucrose Counteracts the Anti-inflammatory Effect of Fish Oil in Adipose Tissue and Increases Obesity Development in Mice», *PLoS One*. 2011; 6 (6): e21647; doi: 10.1371/journal.pone.0021647. Epub 2011. PMID: 21738749; PMCID: PMC3125273.

Jegatheesan, P. y De Bandt, J. P., «Fructose and NAFLD: The Multifaceted Aspects of Fructose Metabolism», *Nutrients*. 2017; 9 (3): 230. 2017; doi: 10.3390/nu9030230.

Townsend, G. E., et al., «Dietary Sugar Silences a Colonization

Factor in a Mammalian Intestinal», *Symbiont Guy Proceedings of the National Academy of Sciences*, 2019, 116 (1) 233-238; doi: 10.1073/pnas.1813780115.

Dhar, C., A. Sasmal A y A. Varki, «From «Serum sickness» to «Xenosialitis»: Past, Present and Future Importance of Neu5Gc Non-human Sialic Acid», *Frontiers in Immunoogy*,. 2019; 10: 807. 2019; doi: 10.3389/fimmu.2019.00807.

Cabezas Fernandez, A., «The N-glycolylneuraminic Acid, a Sialic Acid: Its Relation with the Biodiversity and Immune and Infection Processes», <https://analesranf.com/wp-content/uploads/2011/77_02/7702_06.pdf>.

Chen, Y., *et al.* (2014),«LC-MS / MS Quantification of the Levels of N-acetylneuraminic Acid, N-glycolylneuraminic Acid and ketodeoxynulosonic Acid in the Urine and Possible Relationship with the Intake of Sialic Acid in the Diet and the Disease in Children Aged 3 to 5 Years», *British Journal of Nutrition*, 111 (2), 332-341; doi: 10.1017/S0007114513002468.

Schrenk, D., *et al.*, EFSA Panel on Contaminants in the Food Chain (CONTAM), «Risk Assessment of Glycoalkaloids in Feed and Food, in Particular in Potatoes and Potato-derived Products», EFSA J. 2020; 18 (8): e06222; doi:10.2903/j.efsa.2020.6222.

Kaspar, K. L., *et al.*, «Pigmented Potato Consumption Alters Oxidative Stress and Inflammatory Damage in Men», *Journal of Nutrition*, 2011; 141 (1): 108-111; doi: 10.3945/jn.110.128074. Epub 2010. PMID: 21106930.

Friedman, M., P. R. Henika y B. E. Mackey, «Feeding of Potato, Tomato and Eggplant Alkaloids Affects Food Consumption and Body and Liver Weights in Mice», *Journal of Nutrition*. 1996; 126 (4): 989-999; doi: 10.1093/jn/126.4.989. PMID: 8613903.

Yamashoji, S. y E. Onoda, «Detoxification and Function of Immature Tomato», *Food Chemistry*, 2016; 209: 171-176; doi: 10.1016/j.foodchem.2016.04.042. Epub 2016. PMID: 27173549.

Wynne Griffiths, D., H. Bain y M. F. B. Dale, «Effect of Storage Temperature on the Glycoalkaloid Content of Potato Tuber (Solanum tuberosum L.) and the Subsequent Accumulation of Glycoalkaloids and Chlorophyll in Response to Exposure to Light», *Journal of Agricultural and Food Chemistry* 1998 46 (12), 5262-5268; doi: 10.1021/jf9800514.

Moran, N. E., J. W. Jr. Erdman, S. K. Clinton, «Complex Interactions between Dietary and Genetic Factors Affect Lycopene Metabolism and Distribution», *Archives of Biochemistry and Biophysics*, 2013; 539 (2): 171-180; doi: 10.1016/j.abb.2013.06.017.

Patel, B., *et al.*, «Potato Glycoalkaloids Adversely Affect Intestinal Permeability and Aggravate Inflammatory Bowel Disease», *Inflammatory Bowel Disease*. 2002; 8 (5): 340-346; doi: 10.1097/00054725-200209000-00005. PMID: 12479649.

Iablokov, V., *et al.*, «Naturally Occurring Glycoalkaloids in Potatoes Aggravate Intestinal Inflammation in Two Mouse Models of Inflammatory Bowel Disease», *Digestive Diseases and Sciences*, 2010; 55 (11): 3078-3085; doi: 10.1007/s10620-010-1158-9. Epub 2010. PMID: 20198430.

Carreno-Gómez, B., J. F. Woodley y A. T. Florence, «Studies on the Uptake of Tomato Lectin Nanoparticles in Everted Gut Sacs», *International Journal of Pharmaceutics,* 1999; 183 (1): 7-11; doi: 10.1016/s0378-5173(99)00050-2. PMID: 10361144.

Jensen-Jarolim, E., *et al.*, «Hot Spices Influence Permeability of Human Intestinal Epithelial Monolayers», *Journal of Nutrition*, 1998; 128 (3): 577-581; doi: 10.1093/jn/128.3.577. PMID: 9482766.

Amlot, P. L., *et al.*, «Oral Allergy Syndrome (OAS): Symptoms of IgE-mediated Hypersensitivity to Foods», *Clinical & Experimental Allergy*, 1987; 17 (1): 33-42; doi: 10.1111/j.1365-2222.1987.tb02317.x. PMID: 3829369.

En «El azúcar»

Olszewski, P. K., *et al.*, «Excessive Consumption of Sugar: an Insatiable Drive for Reward», *Current Nutrition Reports*, 2019: 120-128; doi: 10.1007/s13668-019-0270-5. PMID: 30945139.
Freeman, C. R., *et al.*, «Impact of Sugar on the Body, Brain, and Behavior», *Frontiers in Bioscience* (Landmark Ed), 2018; 23 (12): 2255-2266; doi: 10.2741/4704. PMID: 29772560.

«Para viajar lejos no hay mejor nave que un libro».
EMILY DICKINSON

Gracias por tu lectura de este libro.

En **penguinlibros.club** encontrarás las mejores recomendaciones de lectura.

Únete a nuestra comunidad y viaja con nosotros.

penguinlibros.club

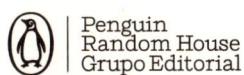

penguinlibros